SCHLANK UND FIT
KEINE DIÄT, KEIN TRAINING - TROTZDEM ABNEHMEN

Michael Brauer

Schlank und Fit – Keine Diät, Kein Training – Trotzdem
Abnehmen
Michael Brauer

DEIN KOSTENLOSES GESCHENK

Als kleines Dankeschön für den Kauf dieses Buches möchte ich Dir ein kostenloses E-Book zur Verfügung stellen, dass ich exklusiv für meine Leser und Blogbesucher online gestellt habe.

Ich weiß aus eigener Erfahrung, dass vor allem der Einstieg beim Fitnesstraining nicht so einfach ist. Daher habe ich ein simples, aber effektives Training zusammengestellt, das gerade in den ersten 90 Tagen optimale Ergebnisse bei geringem Aufwand zeigt.

Dieses Trainingsprogramm ist aus meiner langjährigen Arbeit mit den unterschiedlichsten Kunden entstanden und hilft mit wenigen Übungen und Workouts beim Abnehmen und auch beim Muskelaufbau.

Lade Dir jetzt <u>No Gym! – Training ohne Fitnessstudio</u> kostenlos herunter!

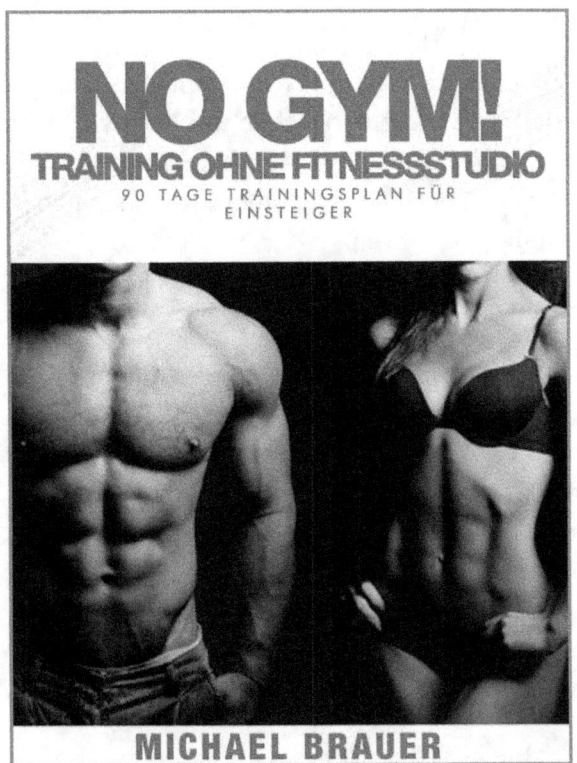

NO GYM!
TRAINING OHNE FITNESSSTUDIO
90 TAGE TRAININGSPLAN FÜR EINSTEIGER

MICHAEL BRAUER

http://fitstrongsexy.de/dein-kostenloses-e-book/

EINLEITUNG

Ist es möglich, schlank und fit zu sein? Ist es möglich, das Traumgewicht zu erreichen und es anschließend auch zu halten? Unzählige Menschen haben bewiesen, dass es geht, aber noch viel mehr Menschen haben Gegenteiliges erfahren.

In diesem Buch geht es um die Frage „Wieso haben es einige Menschen geschafft, während andere gescheitert sind?"

Viel zu oft hoffen Menschen durch Diäten und spezielle Trainingsprogramme ihr Traumgewicht erreichen zu können, am liebsten so schnell und so einfach wie möglich. In den folgenden 32 Kapiteln zeige ich Dir, warum die meisten Methoden nicht funktionieren können, und nebenbei, wie wir gemeinsam eine Methode finden, die für Dich funktioniert.

Ziel des Buches ist es, Dir einen konkreten Abnehmplan in die Hand zu geben, der auf Dich persönlich zugeschnitten ist, logischen Zusammenhängen folgt und langfristig funktioniert.

Im ersten Abschnitt befassen wir uns mit dem wichtigsten Organ beim Abnehmen: deinem Gehirn! Falls Du schon vieles ausprobiert hast, aber keine dauerhaften Erfolge sehen konntest, gehen wir hier den Ursachen auf den Grund.

Im zweiten Abschnitt beschäftigen wir uns dann mit Deinem Lifestyle. Wie können wir diesen so gestalten, dass Du Dein Ziel erreichst?

Der dritte Abschnitt kümmert sich um die Ernährung. Statt auf komplexe Ernährungsphilosophien oder Diäten zu setzen, passen wir nur die einfachen Sachen an und vernachlässigen alles andere. Warum dieser einfache Ansatz der richtige ist, wirst Du nach Abschnitt drei wissen.

Im vierten Abschnitt geht es dann um Bewegung. Zwar heißt es im Titel „Kein Training", aber das bedeutet nicht, dass man sich nicht bewegen muss, um abnehmen zu können. In diesem Abschnitt werde ich Dir viele Optionen zeigen, wie Du Kalorien durch Bewegung verbrennen kannst. Neben dem Training in einem Fitnessstudio gibt es nämlich noch viele weitere Möglichkeiten.

Im letzten Abschnitt befassen wir uns schließlich mit dem Rest Deines Lebens. Die meisten Diäten und Trainingsprogramme scheitern nämlich hier, da sie nicht langfristig ausgelegt sind. Aber alle Übungen und Konzepte in diesem Buch sind es.

Das Buch selbst ist in zwei große Teile gegliedert. Zuerst zeige ich Dir die Methoden im ersten Teil, ehe wir dann im zweiten Teil einen individuellen Abnehmplan für Dich anhand dieser Methoden erstellen.

Dieses Buch ist also kein Buch zum Lesen und Weglegen, sondern zum Mitmachen. Wenn Du alle Übungen konsequent durchziehst und umsetzt, wirst Du Dein Traumgewicht effektiv erreichen und anschließend auch dauerhaft halten können.

Also legen wir los! – Michael Brauer von <u>Fit Strong Sexy.de</u>

INHALTSANGABE

Teil 1

SCHRITT 1 – ABNEHMEN VERSTEHEN

Das entscheidende Organ, das wir benötigen, um erfolgreich abnehmen zu können und auch dauerhaft unser Idealgewicht zu halten, ist nicht die Muskulatur, die sich bewegt und dadurch Fett verbrennt. Es ist auch nicht der Magen, der möglichst gesunde Nährstoffe verdauen sollte, oder der Darm, der diese Nährstoffe resorbiert. Es ist das Gehirn, das versteht, wie wir abnehmen können und vor allem warum wir überhaupt abnehmen wollen. Der erste Schritt zum erfolgreichen Abnehmen, ohne Diät und ohne Training, ist daher, zu verstehen, was abnehmen überhaupt bedeutet.

#1 WAS HAT BISHER NICHT FUNKTIONIERT UND WARUM?

Jede Woche erscheinen neue Ausgaben zahlreicher Frauen-Magazine, die neue Diäten parat haben, bessere Motivationsmethoden anpreisen und neueste Erkenntnisse zu Sport und Bewegung versprechen. Allerdings gibt es einen ausschlaggebenden Faktor, den all diese neuen Diäten, Methoden und Erkenntnisse vernachlässigen. Dieser Faktor bist Du!

Atkins-Diät, Weight-Watchers und Paleo-Ernährung funktionieren genauso wie sie nicht funktionieren. Der bedeutende Faktor ist immer derjenige, der die Diät anwendet. Prinzipiell sind Menschen so verschieden und so unterschiedlich, dass man immer eine Person finden wird, die mit einer speziellen Diät Erfolge verzeichnen konnte. Genauso findet man aber auch immer eine Person, bei der die Diät wirkungslos geblieben ist. Die neue Wassermelonen-Diät funktioniert, jedoch nicht für jemanden, der Wassermelonen hasst. Low-Carb funktioniert, aber nicht für jemanden, der nicht auf Obst, Nudeln und Reis verzichten kann. Weight-Watchers funktioniert, jedoch nicht für jemanden, den Punktesysteme und Gruppendynamik nicht motivieren können.

Joggen, Krafttraining und Mannschaftsport funktionieren ebenso, wenn man daran Spaß hat. Wer gerne schwimmen geht, wird mit einem speziellen Schwimmprogramm in wenigen Monaten sein Idealgewicht erreichen können, aber jemandem, der schon bei dem Gedanken an ein Schwimmbad graue Haare bekommt, wird dieses Programm nicht viel nützen. Joggen hilft auch, aber ganz sicher nicht, wenn man im tiefsten Winter ohne die nötige Kleidung beginnen will und ohnehin noch nie gerne gelaufen ist. Und auch Mannschaftssportarten können die Lösung sein, aber nur, wenn man gerne mit anderen zusammen Sport treibt und sich die nötige Zeit dafür nimmt.

Generell ist jede Form der Ernährung und jede Art der Bewegung erfolgreich, sofern beides individuell zu einem passt.

Unter dem Strich geht es beim Abnehmen nämlich nur um zwei Dinge:

1. Wie viele Kalorien konsumiert man? (Ernährung)
2. Wie viele Kalorien verbrennt man? (Bewegung)

Wie man genau Kalorien verbrennt und welche Kalorien man detailliert konsumiert, gibt nicht den Ausschlag, wenn man in beiden Bereichen etwas gefunden hat, dass individuell für einen selbst funktioniert.

Die ersten beiden Fragen, die Du Dir deshalb stellen solltest, sind: Was hat bisher nicht funktioniert und warum nicht?

Je mehr Diäten und Sportarten Du bereits ausprobiert hast, desto besser. Je häufiger Du eine Diät abgebrochen hast, desto schneller schaffst Du es diesmal. Je mehr Sportvereinen und Fitnessstudios Du schon beigetreten und dann nie wieder hingegangen bist, desto einfacher wirst Du jetzt Dein Ziel erreichen. Denn je mehr Du bereits ausprobiert hast, desto genauer weißt Du, was für Dich nicht funktioniert.

Schnapp Dir jetzt einen Stift und ein Stück Papier (oder ein Notizheft) und notiere alle Diäten und Ernährungsformen, die Du bereits ausprobiert hast, um schlank zu werden. Notiere sie am besten als Liste untereinander. Anschließend nimmst Du Dir mindestens fünfzehn Minuten Zeit, um darüber nachzudenken, warum diese Dinge nicht für Dich funktioniert haben. War die Diät zu kompliziert? War der Hunger zu stark? Musstest Du auf all die leckeren Sachen verzichten, die Du so gerne isst? Waren die Lebensmittel zu teuer? Waren die Nahrungsergänzungsmittel nur schwer zu bekommen?

Danach denkst Du darüber nach, welche Sportarten Du bisher schon getestet hast. Ordne auch sie in einer Liste an und denke dann darüber nach, warum Du diese Sportarten nicht dauerhaft durchgezogen hast. War der Beitrag zu teuer? War die Sporthalle zu weit von zu Hause weg? Waren die Trainingszeiten nicht optimal für Dich? Mochtest Du den Trainer nicht? War die Gruppe nichts für Dich? War es zu anstrengend? Zu lasch?

Wenn es eine Sache gibt, die beim Abnehmen (vielleicht sogar im Leben) den Unterschied zwischen

Erfolg und Misserfolg ausmacht, dann ist es das »aktive Handeln«. Also leg dieses Buch zur Seite, hol Dir Deinen Stift und Dein Notizheft und gehe den ersten Schritt auf dem Weg zu Deinem persönlichen Idealgewicht. Erst nachdem Du diesen gegangen bist, fahren wir fort mit Punkt 2: „Warum Diäten nicht funktionieren"

#2 WARUM DIÄTEN NICHT FUNKTIONIEREN KÖNNEN

Wie bereits im ersten Kapitel erwähnt, gibt es Diäten, die durchaus Erfolge für eine (manchmal kleine, manchmal große) Zielgruppe erzeugen können. Allerdings sind diese Erfolge in der Regel nicht von langer Dauer. Wie viele Menschen haben mit einer Diät bereits fünf, zehn oder sogar zwanzig Kilo abgenommen, nur um kurz darauf sechs, elf oder sogar einundzwanzig Kilo wieder zuzulegen?

Eine Diät kann funktionieren, jedoch nur, wenn man sie in einem eingeschränkten zeitlichen Rahmen betrachtet. Die Titelseiten der meisten Frauenmagazine sind voll mit Schlagzeilen wie »5 Kilo in einer Woche verlieren«, »10 Kilo in 30 Tagen weg« oder »20 Kilo weniger in einem Sommer«. So verführerisch diese Schlagzeilen auch sein mögen, sie verraten auch das eine große Problem, das jede Diät hat. Dieses Problem ist der begrenzte zeitliche Rahmen.

Wenn man die »5 Kilo in einer Woche verlieren«-Diät durchführt und auch tatsächlich 5 Kilo in einer Woche verliert, was folgt dann als nächstes? Was passiert in der zweiten Woche? In einem Monat? In einem Jahr?

Natürlich kann man mit einer Wassermelonen-Diät in einer Woche 5 Kilo abnehmen, aber wie lange kann man sich an die Regeln und Vorschriften dieser Diät halten? Kann man sich 2 Wochen, einen ganzen Monat, ein Jahr oder sogar ein Leben lang daran halten?

Diäten sind langfristig immer zum Scheitern verurteilt, weil sie nur eine kurzfristige Lösung bieten. Um aber wirklich schlank und fit zu sein, reicht es nicht aus, in kurzfristigen Maßstäben zu denken. Sein Idealgewicht so schnell wie möglich zu erreichen ist eben nur eine Seite der Medaille. Die andere ist das Halten des Idealgewichts. Und genau für diesen (nicht-kurzfristigen) Aspekt haben eigentlich alle Diäten keine Lösung parat.

Diäten bieten eine kurzfristige Lösung für ein langfristiges Problem und sind aus diesem Grund ungeeignet, um das ultimative Ziel zu erreichen. Statt nach einer kurzfristigen Lösung zu suchen, ist es viel logischer und effektiver, eine langfristige Methode zu wählen, da nur sie beide Aspekte einer Gewichtsreduktion (die Reduktion und das Halten des Idealgewichts) abdeckt.

Wenn Du also das nächste Mal am Zeitungsstand von der neuen Wassermelonen-Diät hörst, die Dir in einer Woche 5 Kilo Gewichtsverlust verspricht, dann lächle kurz und leg die Zeitung wieder weg.

#3 HCG-DIÄT UND HORMONTHERAPIE

Auf der Suche nach einem einfachen und schnellen Weg, Gewicht zu verlieren, sind manche Menschen so verzweifelt, dass sie sogar darüber nachdenken, eine Hormontherapie durchzuführen. Sei es, dass sie diese unter der Aufsicht eines Arztes machen oder, noch schlimmer, in Eigenregie.

Über das Internet sind inzwischen viele Produkte erhältlich, die teilweise noch nicht einmal in Deutschland zugelassen sind. Nicht nur, dass die Wirksamkeit dieser Produkte stark angezweifelt werden muss, auch ihre Gesundheitsverträglichkeit sollte hinterfragt werden.

Abgesehen davon haben wir es auch bei Hormontherapien wieder mit kurzfristigen Methoden zu tun, die einen langfristigen und bleibenden Effekt erzeugen sollen. Dass dieser Ansatz nicht funktioniert, habe ich bereits im letzten Kapitel angesprochen. Im Hinblick auf Hormone muss zusätzlich aber noch die Frage gestellt werden: Wie lange kann man die Hormontherapie durchführen?

Die einzig logische Antwort wäre: für immer. Denn genau diese Antwort ermöglicht einen lebenslangen Erfolg beim Erreichen und Halten des Idealgewichts. Doch leider wirft diese Antwort viele neue Fragen auf, deren Antworten den Sinn und Zweck von Hormontherapien zweifelhaft erscheinen lassen:

- Wie teuer ist eine Hormontherapie, die ein Leben lang durchgeführt werden muss?
- Welche gesundheitlichen Einflüsse hat eine lebenslange Hormontherapie?

Die Antworten auf diese beiden Fragen alleine machen eins klar:

hCG-Diäten und Hormontherapien sind Geldverschwendung und gesundheitsschädlich – also Finger weg davon!

#4 Den Hunger verstehen

Wann immer Menschen eine Diät machen und sie anschließend abbrechen, führen sie an, dass der Hunger einfach zu groß war. Sie konnten nicht mehr auf all die leckeren Gerichte und Kleinigkeiten verzichten, da das Verlangen danach zu groß war. Es scheint daher am logischsten zu sein, das Hungergefühl dauerhaft zu kontrollieren, wenn man eine Diät oder Ernährungsumstellung erfolgreich durchhalten will.

Um das Hungergefühl zu kontrollieren, muss man aber erst verstehen, was Hunger überhaupt ist. Der Hunger ist nämlich nicht unser Feind. Eigentlich ist Hunger nur ein Indiz dafür, dass unserem Körper etwas fehlt, etwas, das er gerade benötigt. Hunger ist also prinzipiell nichts anderes als Durst oder Müdigkeit. Hunger ist das physisch wahrnehmbare Symptom eines Stoffwechsel-Bedürfnisses. Mit dem

Hungergefühl sagt uns unser Körper, dass wir handeln müssen, denn es besteht eine Unterversorgung.

Bei Durst oder bei Müdigkeit würde niemand auf die Idee kommen, etwas Negatives damit zu assoziieren. Wer durstig ist, muss trinken, und wer müde ist, muss schlafen. Aber wer hungrig ist, muss noch mehr hungern, um abnehmen zu können?

Das Problem beim Hunger ist nicht das Wesen des Hungers an sich, sondern die Handlungen, mit denen viele Menschen versuchen, ihren Hunger zu stillen. Wer hungrig ist und daher eine Tüte Chips vertilgt, um diesen Hunger zu stillen, schafft dies nur kurzfristig. Schon nach wenigen Stunden, vielleicht sogar nur Minuten, kehrt der Hunger zurück und wieder wird versucht, mit der nächsten Tüte Chips oder einer Tafel Schokolade das Bedürfnis zu befriedigen.

Das ist in etwa so, als wenn wir bei Müdigkeit einfach ein Aufputschmittel nehmen. Natürlich fühlen wir uns augenblicklich wacher und weniger müde. Aber da wir nicht das Bedürfnis befriedigt haben, sondern nur das Symptom, die Müdigkeit, behandelt haben, kehrt die Müdigkeit dafür später umso stärker zurück. Es gibt einfach keine Ersatzbefriedigung für einen ruhigen und ausgedehnten Schlaf, wenn man müde ist.

Genauso gibt es auch keine Ersatzbefriedigung für die Unterversorgung, die den Hunger hervorruft. Dennoch greifen viele Menschen zu Süßem, Fertiggerichten und Fast Food. Da diese Nahrungsmittel dem Körper aber nicht die Nährstoffe liefern, die er benötigt, antwortet der Körper mit noch mehr Hunger. In diesen Genussmitteln fehlt einfach irgendetwas. Etwas, das der Körper benötigt, genauso wie Schlaf.

Das nächste Mal, wenn sich der Hunger meldet, solltest Du daher ganz einfach darüber nachdenken, warum er sich meldet und was auch immer Du daraufhin isst, achte einfach darauf, wann sich der Hunger erneut meldet. Je schneller er sich nämlich wieder meldet, desto weniger hast Du ihm mit der letzten Mahlzeit das gegeben, was er wirklich gebraucht hat.

Probiere es einfach selber aus und iss die Tafel Schokolade und die Tüte Chips und achte darauf, wie schnell der Hunger zurückkommt. Iss dann eine ausgewogene Mahlzeit mit Fleisch, Fisch, Gemüse und Obst und achte darauf, wie lange es dauert, bis der Hunger diesmal zurückkehrt.

Mit diesem kleinen Experiment kann man immer individueller und spezieller herausfinden, was der eigene Körper wirklich braucht. Denn je länger der Hunger nach einer Mahlzeit schweigt, desto nahrhafter war diese Mahlzeit für Dich.

#5 Das Ziel am Anfang vor Augen haben (Goalsetting)

Die wichtigste Übung beim Sport, der wichtigste Faktor beim Abnehmen, vielleicht das entscheidende Puzzle-

Teil im Leben, ist das Goalsetting. Ein Mensch mit einem klaren Ziel vor Augen weiß, wohin er will, und hat dadurch auch eine viel klarere Vorstellung davon, wie er dorthin kommt.

Viele Menschen wollen gerne abnehmen. Aber wie viele von ihnen können ganz genau sagen, wie viel sie abnehmen wollen und bis wann sie das erreichen möchten?

Genau deshalb solltest Du Dir zunächst darüber klar werden, was genau Dein Ziel ist, und dafür ist dieses Kapitel da.

1. Das Ziel definieren

Was genau möchtest Du erreichen? Versuch Dir ganz genau zu überlegen, wie Dein Traumkörper auszusehen hat. Wie viel Gewicht musst Du dafür verlieren? Werde hier ganz konkret und vermeide vage Formulierungen wie etwas oder ein wenig. Notiere Dir ganz genau, wie viel Kilogramm es sein müssen.

Bsp.: Ich nehme 12 kg ab, um mein Traumgewicht von 60 kg zu erreichen.

2. Zeitrahmen definieren

Bis wann willst Du dieses Ziel erreichen? 12 kg abnehmen zu wollen ist eine gute Zielsetzung, aber sie ist nicht wirklich bindend, weil man sich nicht selbst durch eine zeitliche Vorgabe antreibt. Irgendwann 12 kg abnehmen zu wollen führt dazu, dass man gar nicht erst anfängt. Aber innerhalb von genau 6 Monaten 12 kg abnehmen zu wollen schon. Setze Dir also eine konkrete zeitliche Vorgabe, die Dich herausfordert, aber immer noch machbar und realistisch ist.

Bsp.: Ich nehme 12 kg bis zum (konkretes Datum) ab, damit ich innerhalb von 6 Monaten mein Traumgewicht von 60 kg erreicht habe.

3. Grund definieren

Warum möchtest Du abnehmen? Wann immer es hart wird, muss ein Grund vorhanden sein, um weiterzumachen. Vielleicht ist es ein Urlaub im Sommer, in dem Du gut am Strand aussehen willst, vielleicht ein neues Kleid, zwei Nummern kleiner als Deine sonstige Kleidergröße, vielleicht auch Deine Gesundheit, die ein Abnehmen nötig macht. Wichtig ist, dass Du einen Grund findest, der Dich bis in die Haarspitzen motiviert. Welcher das konkret ist, ist für jeden Menschen natürlich anders.

Bsp.: Ich nehme 12 kg bis zum (konkretes Datum) ab, damit ich innerhalb von 6 Monaten mein Traumgewicht von 60 kg erreicht habe, weil ich bis dahin in das rote Abendkleid passen will, dass ich mir zwei Nummern kleiner gekauft habe.

4. Methode bestimmen

Wie erreichst Du Dein Ziel? Zu wissen, wo man bis wann hin will und warum man überhaupt dort angelangen möchte, ist wichtig, aber ohne zu wissen, wie man dorthin kommt, vollkommen wirkungslos. Zum Glück hast Du Dir aber dieses Buch besorgt und mit seiner Hilfe werde ich Dir einen logischen und zu Dir passenden Plan an die Hand geben, mit dem Du an Deinem Ziel ankommst.

Bsp.: Ich nehme 12 kg bis zum (konkretes Datum) ab, damit ich innerhalb von 6 Monaten mein Traumgewicht von 60 kg erreicht habe, weil ich bis dahin in das rote Abendkleid passen will, dass ich mir zwei Nummern kleiner gekauft habe. Dafür setze ich alle Übungen in diesem Buch um, damit ich meinen persönlichen Abnehmplan erstellen und anschließend befolgen kann.

5. Belohnung und Bestrafung bestimmen

Womit belohnst Du Dich, wenn Du Dein Ziel erreicht hast? Womit bestrafst Du Dich, wenn Du es nicht erreicht hast? Als Menschen streben wir immer weg von unangenehmen Dingen und hin zum Vergnügen. Der entspannende Abend vor dem Fernseher ist immer reizvoller als der Schweiß beim Sport. Damit wir unsere kurzfristigen Bedürfnisse unserem langfristigen Ziel unterordnen, brauchen wir deshalb etwas Unangenehmes, das uns im Falle des Misserfolges droht, und etwas Vergnügliches, mit dem wir uns im Erfolgsfall belohnen. Womit Du Dich belohnst und bestrafst ist natürlich ebenso individuell wie der Grund Deines Abnehmwunsches zuvor (Ich habe zum Beispiel mal von einer Frau gehört, die Erfolg damit hatte, sich damit zu bestrafen, Hundefutter zu essen, wenn sie sich nicht an ihren Ernährungsplan gehalten hat – etwas extrem, aber für sie hat es funktioniert).

Bsp.: Ich nehme 12 kg bis zum (konkretes Datum) ab, damit ich innerhalb von 6 Monaten mein Traumgewicht von 60 kg erreicht habe, weil ich bis dahin in das rote Abendkleid passen will, dass ich mir zwei Nummern kleiner gekauft habe. Dafür setze ich alle Übungen in diesem Buch um, damit ich meinen persönlichen Abnehmplan erstellen und anschließend befolgen kann. Wenn ich das schaffe, belohne ich mich mit einem schönen Urlaub in der Karibik. Falls ich es nicht schaffe, werde ich mir dieses Jahr keinen Urlaub gönnen.

#6 FORTSCHRITTE MESSEN

Erfolgreiche Unternehmer investieren nach reiflicher Überlegung und intensiver Analyse des Marktes. Aber was machen sie danach? Lehnen sie sich einfach zurück und schauen nach zehn Jahren, wie es um ihr Investment steht?

Zu wissen, wo man hin will, was Hunger überhaupt bedeutet und warum die bisherigen Dinge nicht funktioniert haben, ist wichtig, aber sobald man investiert hat, im Falle des Unternehmers Geld und in Deinem Fall Mühe, Zeit und Energie, muss man sein Investment kontrollieren, messen und immer wieder auf Veränderungen reagieren.

Damit Du Erfolg beim Abnehmen haben kannst, musst Du deshalb ständig Deine Fortschritte beobachten und interpretieren. Hast Du diese Woche vielleicht nicht abgenommen? Woran hat es gelegen? Oder hast Du diese Woche fast drei Kilo herunterbekommen? Woher kann dieser große Schritt gekommen sein?

Damit Du Dein Abnehmen so spezifisch wie möglich gestalten kannst und es so effektiv wie möglich an Deine Physiologie und Deine Persönlichkeit anpassen kannst, solltest Du ständig Buch darüber führen, wie viel Du wiegst, was Du Besonderes gegessen hast und welche Art von Aktivität diese Woche für Dich außergewöhnlich war.

Je genauer Du Deinen Zustand misst und analysierst, desto genauer kannst Du auf Veränderungen reagieren und desto schneller und effektiver kommst Du an Deinem persönlichen Ziel an.

Besorg Dir also genau jetzt ein kleines Heft, in dem Du von nun an Dein Gewicht, Deine Ernährung, Deine Aktivitäten und Deine Gedanken festhältst. Ich warte so lange hier auf Dich.

SCHRITT 2 – LIFESTYLE VERÄNDERN

Auf dem Papier ist abnehmen ganz simpel. Mehr Kalorien verbrennen, als man konsumiert, und schon schmelzen die Pfunde.

Dass dies im echten Leben nicht so einfach ist, weiß jeder von uns. Um wirklich seine Traumfigur zu bekommen, gibt es noch viele kleine Faktoren, die eine Rolle spielen und die man nicht vernachlässigen sollte. In diesem Kapitel geht es genau um diese Dinge. Einige der folgenden Faktoren haben nur mit Dir selbst und Deiner Einstellung zum Essen, zur Bewegung, zu Deinem Körper, vielleicht sogar zum Leben selbst zu tun. Andere wiederum beinhalten auch Deine Familie und Freunde, die Du hoffentlich bei Deinem Ziel, abzunehmen, Stück für Stück mit ins Boot holen kannst, so dass sie Dich unterstützen und Dir bei Deinem Projekt helfen können.

#7 GEWOHNHEITEN SCHAFFEN

Der Weg zum Traumgewicht ist immer ein langfristiger und weiter Weg. Für viele zu weit, um ihn bis zum Ende zu gehen. Die Strecke erscheint einfach zu überwältigend, um die notwendige Kraft aufzubringen, um sie zu meistern.

Doch was machen die meisten Menschen morgens nach dem Aufstehen oder nach dem Frühstück? Sie putzen sich die Zähne. Die Zahnpflege ist nichts, dass man einmal macht und danach nie wieder. Man muss seine Zähne jeden Morgen putzen, eine Mundspülung verwenden oder Zahnseide benutzen. Jedem ist bewusst, dass die Zahnpflege ein Leben lang andauert und trotzdem findet man die Zeit und die Energie, sich jeden Morgen (und auch jeden Abend) für 5-10 min um seine Zahnpflege zu kümmern. Warum ist es für die meisten Menschen selbstverständlich, sich die Zähne zu putzen, während es gleichzeitig so schwer ist, die Ernährung und die Bewegung umzusetzen, die zum Traumgewicht führen?

Die Antwort darauf ist einfach. Sie lautet Gewohnheit.

Wir denken nicht mehr darüber nach, dass wir morgens und abends unsere Zähne putzen müssen. Von klein auf machen wir genau das und unsere Denkmuster ziehen die Möglichkeit, das Zähneputzen auszulassen, gar nicht mehr in Betracht. Die eigentliche Handlung ist zur Gewohnheit geworden und läuft automatisch ab. Da dieser Prozess selbstverständlich ist, müssen wir als Menschen weniger mentale Energie darauf verwenden, die Handlung umzusetzen, und deshalb fällt sie uns leichter.

Damit uns auch das Abnehmen leichter fällt, müssen wir die hierfür notwendigen Handlungen also einfach nur automatisieren. Wir müssen an einen Punkt gelangen, an dem die Handlungen zu Gewohnheiten werden. Doch wie genau schaffen wir das?

1. Klein anfangen

Der Startpunkt einer jeden Gewohnheit ist eine kleine Handlung. Manchmal ist sie so klein, dass sie uns vielleicht gar nicht so recht klar ist. Wenn man zum Beispiel seine Ernährung umstellen will, dann ist der erste Schritt der, einen verschwindend kleinen Teil der bisherigen Ernährung zu verändern. So klein, dass diese Veränderung kaum Energie kostet. Diese winzig kleine Veränderung wird anschließend jeden Tag wiederholt, bis sie nach 3-4 Wochen zur Gewohnheit geworden ist.

Wer zur Arbeit immer einen Schokoriegel mitgenommen hat, isst stattdessen nun eine Banane, wobei alle anderen Ernährungsgewohnheiten für den Moment nicht verändert werden. Für wen selbst dies zu schwer ist, der bricht den Schokoriegel in zwei Hälften und nimmt jeden Tag nur noch eine der Hälften mit zur Arbeit.

Die Idee ist, so klein wie möglich anzufangen und diese neue Handlung dann so energiesparend wie möglich zur Gewohnheit werden zu lassen.

Ebenso kann man auch an die Bewegungsgewohnheiten herangehen. Es muss nicht direkt der tägliche Gang zum Fitnessstudio sein. Der Anfang ist damit gemacht, dass man jeden Tag einen 5-minütigen Umweg zur Garage macht, dass man nicht mehr zum Bäcker fährt sondern läuft oder dass man nicht mehr den Aufzug nimmt sondern die Treppen. Für wen dies zu schwer ist, der fährt mit dem Aufzug eine Etage zu kurz, so dass er nur die letzten Treppen selber steigen muss.

Wie gesagt, man sollte versuchen mit dem kleinstmöglichen Verhalten zu beginnen, dass man momentan bewältigen kann.

2. Sich selbst verpflichten

Schon beim Goalsetting bin ich darauf eingegangen, dass der Grund des Abnehmens (der Grund für jede Deiner Handlungen) entscheidend ist. Warum machen wir die Dinge, die wir machen? Warum wollen wir etwas an uns, unserem Verhalten, unserem Leben ändern?

Wer auf die Frage nach dem Warum eine Antwort hat, der wird sein Ziel erreichen.

Finde diesen Grund, bevor Du darüber nachdenkst, Deine Ernährung umzustellen und Dein Bewegungsverhalten anzupassen. Sobald Du den Grund gefunden hast, führe ihn Dir immer wieder vor Augen.

Verpflichte Dich dazu, Dein Ziel zu erreichen, denn Du hast einen persönlichen Grund dafür.

Benutze Bilder von Menschen, die die Figur haben, die Du haben willst, steck Dir kleine Botschaften ins Portemonnaie, die Dich an Deinen Grund erinnern, häng einen Zettel an den Kühlschrank, stell Deine Laufschuhe oder Deine Sporttasche in den Flur, so dass Du sie immer siehst, wenn Du zur Tür hereinkommst. Wenn es Dir hilft, setz für Dich persönlich einen Vertrag auf, den Du unterschreibst und mit dem Du Dich (vertraglich) verpflichtest, alles dafür zu tun, Dein Ziel zu erreichen.

3. Belohnung und Bestrafung

Auf diesen Punkt bin ich ebenfalls bereits beim Goalsetting eingegangen. Er ist aber so wichtig, dass ich ihn hier erneut ansprechen will.

Eine Gewohnheit umzusetzen kann energieraubend sein. Deshalb ist es immer wichtig, ein Zwischenziel zu haben. Wer 20 kg abnehmen will, sollte nicht erst feiern, wenn er dieses Ziel erreicht hat. Warum sollte man sich nicht belohnen, sobald man 3 kg abgenommen hat?

Durch eine Belohnung werden die Energiespeicher wieder gefüllt und man bekommt einen Motivationsschub für das nächste große Teilziel.

Die meisten Menschen sind immer besonders motiviert, wenn es um ihr Geld geht. Warum sollte man das nicht ausnutzen, um sein Ziel zu erreichen? Wenn Du den Besitzer des Fitnessstudios gut kennst oder einen Laufpartner hast, dann gib dem Besitzer (oder Freund) am Monatsanfang 100 € und jedes Mal, wenn Du zum Training erscheinst, gibt er Dir 10 € davon zurück. Damit Du also Dein Geld wiederbekommst, musst Du mindestens 10-mal pro Monat trainieren, also etwa 2,5-mal pro Woche. Mit diesem Pensum wirst Du Deine Kalorienbilanz deutlich in die richtige Richtung bewegen können.

#8 Äussere Einflüsse

Auch die äußeren Umstände spielen eine wichtige Rolle beim Erreichen unserer Ziele. Bereits vorab solltest Du daher auf diese Einflüsse vorbereitet sein, denn meist kannst Du diese nicht selbst beeinflussen.

Was aber jederzeit möglich ist, ist die Beeinflussung der eigenen Reaktionen und Handlungen auf diese Einflüsse.

Wetter

Wer viel Bewegung an der frischen Luft als Teil seines Abnehmplans beabsichtigt, ist zwangsläufig auch vom Wetter abhängig. Jeder kennt zwar den Spruch „Es gibt kein schlechtes Wetter, nur schlechte Kleidung", aber dennoch ist die Motivation, im Winter joggen zu gehen, sehr viel geringer als im Mai, wenn die Temperaturen draußen angenehmer sind. Genauso verhält es sich mit dem Fitnessstudio. Wenn die Sonne im Sommer knallt, gehen die meisten lieber in die Eisdiele und das Training wird vernachlässigt.

Für diese Situationen sollte man sich im Vorhinein Ausweichmöglichkeiten überlegen. Wenn es im Winter zu kalt ist fürs Joggen, dann muss man bereits eine Ausdauersportart als Ersatz parat haben, welche man drinnen ausüben kann. Und wenn im Sommer das Wetter zu schön fürs Fitnessstudio ist, dann trainiert man halt ein alternatives Programm im Freibad oder spielt ein bisschen mit dem Hund im Park.

Wichtig ist, dass man sich bereits im Vorfeld eine Lösung überlegt, denn irgendwann wird das Wetter die Motivation sinken lassen.

Kosten

Auch die Kosten sind ein Faktor, welcher den Erfolg beeinflussen kann. Nicht jede Sportart kann kostenlos durchgeführt werden und nicht jede Form der Ernährung ist günstig. Es hilft nicht, sich in einem noblen Fitnessstudio anzumelden, dessen Gebühren man nur wenige Monate bezahlen kann, und es bringt auch nichts, nur noch organische Lebensmittel konsumieren zu wollen, wenn man sie sich nicht auf Dauer leisten kann.

Das Erreichen Deines Zielgewichts ist ein langfristiges Projekt und genau deshalb müssen alle Maßnahmen, die Du zur Erreichung Deines Ziels umsetzt, auch langfristig finanzierbar sein.

Zeit

Die meisten Menschen führen an, keine Zeit für gesunde Ernährung und ausreichende Bewegung zu haben. Arbeit, Familie und andere Hobbies haben jede freie Minute in Beschlag genommen, so dass man einfach kein Ernährungs- und Bewegungsprogramm mehr in seinen vollen Terminplan quetschen kann.

Prinzipiell haben aber alle Menschen dieselbe Zeit zur Verfügung, nämlich 24 Stunden pro Tag. Wie wir diese Zeit verteilen ist letztlich nur eine Frage der Prioritäten. Vielleicht denkst Du, dass Dein Job oder die Zeit mit Deiner Familie wichtiger sind, aber wie lange kannst Du noch mit voller Leistung arbeiten und Dich bei bester Gesundheit um Deine Familie kümmern, wenn Du nicht endlich anfängst, Deiner Gesundheit eine höhere Priorität zuzugestehen?

Wenn Du keine Zeit für Bewegung und gesunde Ernährung hast, lautet meine einfache Empfehlung: Dann nimm Dir die Zeit!

Wer sich ausreichend bewegt und gesund ernährt, ist sowohl im Beruf als auch im Alltag belastbarer und leistungsstärker. Durch die Zeit, die Du Dir selbst für Deine Gesundheit nimmst, wirst Du produktiver im Beruf und entspannter im Umgang mit Deiner Familie. Dir selbst Zeit zu nehmen, verschafft Dir also relativ betrachtet sogar Zeit, statt Deinen Terminplan zusätzlich zu belasten.

Ablenkungen

Auch Ablenkungen werden auftreten. Ein Urlaub hier, eine Party dort, die nächste Fußball-WM im Fernsehen, etc.

Hier heißt es ebenfalls vorbereitet zu sein und ein alternatives Programm in petto zu haben. Im Urlaub lässt es sich nochmal schöner joggen, da man neue Wege und Landschaften erkunden kann. Vor der nächsten Party kann man ein verkürztes Programm durchziehen und fühlt sich nachher frischer und entspannter. Wenn die nächste Fußball-WM naht, kann man einfach den Radergometer vor den Fernseher stellen und währenddessen seine Kalorien purzeln lassen.

Für alle denkbaren Ablenkungen gibt es immer eine Lösung, die Dein persönliches Ziel mit der ungewohnten Situation vereinbar macht.

<u>Familie und Freunde</u>

Es gibt drei Sorten von Menschen, die uns auf unserem Weg zur Traumfigur begegnen werden.

1. Menschen, die uns hindern
2. Menschen, die uns ignorieren
3. Menschen, die uns unterstützen

1) Menschen, die uns daran hindern, unser Ziel zu erreichen, solltest Du wenn möglich meiden. Falls das nicht möglich ist, dann musst Du sie mit ins Boot holen.

Manchmal wollen unsere Partner nicht, dass wir uns verändern, weil sie fürchten, in unserem neuen Leben vielleicht keinen Platz mehr zu haben. Manchmal möchten unsere Freunde nicht, dass wir uns verändern, weil es sie auf ihre eigenen Unzulänglichkeiten hinweist. Genau deshalb versuchen sie uns zu sabotieren, wenn auch nur unbewusst.

Um den Partner von den eigenen Zielen zu überzeugen, muss man ihm nur klar machen, was dieses Ziel für einen bedeutet und das man seine Unterstützung braucht. Ebenso verhält es sich mit den eigenen Freunden. Sollten diese einen immer noch behindern, obwohl man ihnen klar gemacht hat, wieviel einem dieses Ziel bedeutet, muss man sich selbst vielleicht auch einfach die Frage stellen, inwieweit es sich bei diesen Menschen um Partner und Freunde handelt, die man wirklich in seinem Leben braucht.

2) Menschen, die uns ignorieren, kann man auch versuchen mit ins Boot zu holen, wenn man ihre Unterstützung gebrauchen kann. Sollte man sie nicht überzeugen können, so kann man sich immerhin damit trösten, dass sie einen nicht behindern werden.

3) Die letzte Kategorie sind die Menschen, die einen von sich aus unterstützen und bei der Veränderung helfen. Genau mit diesen Menschen sollte man sich umgeben, denn das sind die wahren Freunde und Partner im Leben.

Krankheiten

Sobald man erkältet ist, muss der Sport ausfallen. Sobald der Arzt einem bestimmte Lebensmittel untersagt, sollte man sie meiden. Ohne Wenn und Aber. Das Ziel beim Abnehmen ist nicht nur die ansprechendere Ästhetik, sondern auch die bestmögliche Gesundheit. Wenn man letzterer aber durch zu viel Bewegung und falscher Ernährung bei Erkrankungen schadet, wird kurz darauf auch die Ästhetik leiden. Wann immer man also krank ist, hat die Erholung von dieser Erkrankung oberste Priorität.

#9 DAS 80/20 PRINZIP

Das 80/20 Prinzip ist auch als das Paretoprinzip bekannt. Es besagt zusammengefasst, dass man mit 20 % des Aufwands 80 % der Ergebnisse erreicht. Und umgekehrt, dass die übrigen 80 % Aufwand benötigt werden, um die restlichen 20 % der Ergebnisse zu erreichen.

Dieses Prinzip konnte in fast allen Bereichen des Lebens entdeckt werden und es trifft besonders auf unsere Gesundheit und das von uns so sehr gewünschte Ergebnis der Traumfigur zu.

Leider versuchen viele mit einer abstinenten Lebensweise 100 % Aufwand zu betreiben, um auch 100 % der Ergebnisse zu erlangen. Wenn man aber logisch an die Sache herangeht und eine simple Berechnung durchführt, erkennt man, wie einfach es tatsächlich ist, abzunehmen und gesund zu leben.

Nehmen wir einmal an, jemand will 20 kg abnehmen, um sein Traumgewicht zu erreichen. 20 kg sind eine ordentliche Zahl und bedürfen viel Disziplin und Verzicht. 5-mal Training pro Woche in einem Fitnessstudio, das einem nicht gefällt, und 7 Tage pro Woche eine Diät, die nicht schmeckt.

Wenn man aber das Paretoprinzip anwendet, ergeben sich folgende Zahlen. 80 % von 20 kg sind 16 kg. Wie viel gesünder, attraktiver und wohler fühlt sich jemand, der statt 20 kg zu viel nur noch 4 kg zu viel auf den Hüften hat?

Um die 16 kg abzunehmen, sind nur 20% des Aufwands nötig. Es muss kein Training an 5 Tagen der Woche stattfinden. Lockere Spaziergänge, das Spielen mit Hund und Kindern und eine entspannte Radtour am Wochenende reichen aus. Es muss auch nicht 7 Tage die Woche Diät gehalten werden. Für einen Schlemmertag ist noch Platz und auch an den anderen Tagen reicht es, 2 von 3 Mahlzeiten gesund zu gestalten.

Wie man sieht, ist ein großer Teil des langen und beschwerlichen Weges zur Traumfigur gar nicht so schwer zu meistern. Mit dem Paretoprinzip ist es sogar überraschend einfach.

#10 DER CHEAT DAY

Der sogenannte Cheat Day ist die Wunderwaffe, wenn es darum geht, sich bestimmte Ernährungsvorschriften aufzuerlegen und diese dann anschließend auch wirklich umzusetzen.

Die Durchführung ist dabei denkbar einfach: Für 6 Tage die Woche hält man sich an seine Richtlinien und am 7. Tag ist alles erlaubt.

Unabhängig davon, welche Ernährungsvorschriften man einhalten will und welche Genüsse man vermisst hat, kann man sich am letzten Tag der Woche belohnen und ohne schlechtes Gewissen seinem kulinarischen Verlangen hingeben.

Dabei greift wieder das Paretoprinzip. Denn ein Tag pro Woche fällt nicht ins Gewicht, wenn man die anderen 6 Tage der Woche seine eigenen Richtlinien beachtet und diszipliniert umsetzt.

Das Schöne am Cheat Day ist, dass er auch ein Ziel darstellt, welches sich nicht in der fernen Zukunft befindet. Es befindet sich in unmittelbarer und fast greifbarer Nähe.

Jeder weiß zum Beispiel, dass Cola zu viel Zucker enthält und zu viele Kalorien mit sich bringt. Aber auch jeder weiß, dass Cola aufgrund des Zuckers gut schmeckt und absolut süchtig macht. Wie klingt dann also die Richtlinie „Nie wieder Cola trinken"? Sie klingt absolut und endgültig. Und sie klingt so, dass man nicht daran glaubt, sie jemals umsetzen zu können.

Aber wie klingt im Gegensatz dazu die Richtlinie: „Keine Cola an 6 Tagen der Woche trinken"? Sie klingt nicht endgültig und dadurch machbar. Und gleichzeitig zeigt sie deutliche Effekte, wenn man abnehmen will.

Wenn Du also gemäß Kapitel 2 (Warum Diäten nicht funktionieren können) erkannt hast, dass man immer nach einer langfristigen Lösung im Zusammenhang mit einer Gewichtsreduktion suchen sollte, dann wird Dir sofort klar, dass ein endgültiger und absoluter Verzicht nur sehr schwer bis gar nicht umsetzbar ist, während hingegen der Cheat Day eine langfristige Lösung bietet.

11 ZEIT FINDEN

Zeit ist der Hauptgrund, den Menschen dafür anführen, keinen Sport machen oder sich nicht an detaillierte Ernährungsrichtlinien halten zu können. Aber logisch betrachtet hat jeder Mensch genau 24 Stunden pro Tag Zeit. Nicht mehr und nicht weniger.

Entscheidend ist, wie man die verfügbare Zeit nutzt. Abhängig davon, welche Prioritäten man verteilt, verplant man die Zeit, die man hat. Für den einen ist die Familie das Wichtigste, für den nächsten die Arbeit. Aber egal was auch oberste Priorität besitzt, für die Lieblingsfernsehsendung findet man immer eine Stunde Freizeit.

Wenn es also möglich ist, sich eine Stunde für eine Fernsehserie frei zu machen, ist es theoretisch auch möglich, eine Stunde für Bewegung und Ernährung, oder besser gesagt die eigene Gesundheit, zu finden.

12 MITSTREITER FINDEN

Manchmal ist es ganz erholsam, ein wenig Zeit für sich selbst zu haben und beim Sport über das Heute und Morgen nachzudenken, aber die meiste Zeit ist ein guter Trainingspartner oder sogar eine motivierende Gruppe der beste Antrieb, um sich zum Sport aufzuraffen.

Sich alleine der Herausforderung einer Ernährungsumstellung zu stellen ist ebenfalls schön, denn umso mehr kann man später auf das Erreichte stolz sein. Jedoch wird dieses Vorhaben leichter, wenn man einen Mitstreiter hat.

Um dauerhaft ein neues Bewegungs- und Ernährungsprogramm umzusetzen, ist die Unterstützung von anderen sehr wichtig, manchmal sogar entscheidend. Doch wo genau findet man Gleichgesinnte?

1. Die Familie

Vielleicht gibt es in der Verwandtschaft jemanden, der selber gerne abnehmen will. Vielleicht hat es sogar schon jemand geschafft und kann als Mentor und Beispiel dienen. Der Ehepartner, die Geschwister, die Eltern, der Schwippschwager dritten Grades. Egal wer. Irgendjemand in der Familie zieht vielleicht mit.

2. Freundeskreis

Für den Freundeskreis gilt dasselbe. Wenn keiner der engen Freunde mitmachen will, ist es eventuell jemand, der später zu einem engen Freund wird, weil man etwas gemeinsam durchgezogen hat.

3. Sportvereine und Fitnessstudios

Zwar ist weder das eine noch das andere notwendig, um erfolgreich abnehmen zu können, aber beide haben den Vorteil, dass sie Anlaufstellen für Menschen sind, die dasselbe Ziel verfolgen. Inzwischen gibt es Sportgruppen für fast alle Interessen und für fast alle Leistungsstufen.

4. Diät- und Kochgruppen

Wie bereits erwähnt sind Diäten ineffektiv. Jedoch findet man in Diätgruppen und speziellen Kochkursen genau die Menschen, die sich ebenfalls für eine Ernährungsumstellung interessieren und zu mächtigen Verbündeten werden können.

5. Internetgruppen

Im Internet gibt es inzwischen zu jedem Thema Foren, Meetups, Facebook-Gruppen, Blogs und vieles mehr. Diese Plattformen sind immer Orte, an denen man Menschen mit der gleichen Motivation findet. Einige davon wohnen vielleicht sogar in der Nähe. Andere können einen immerhin online unterstützen und als Beispiel herhalten.

Zwar halte ich es nicht für unmöglich, alleine sein persönliches Ziel erreichen zu können, aber für nachhaltigen und einfacheren Erfolg sollte man alle der oben genannten Möglichkeiten ausschöpfen, um zumindest zu zweit zu starten.

13 DER ARZT

Einer der wichtigsten Helfer auf dem Weg zur Traumfigur ist der eigene Hausarzt. Damit ist jedoch nicht gemeint, dass dieser einem hungerunterdrückende Mittel oder sogar Hormone zur Gewichtsreduktion verschreiben soll. Der Arzt ist dafür da, die allgemeine Gesundheit zu kontrollieren und zu bewahren.

Vor jeder größeren Veränderung des eigenen Lifestyles sollte eine allgemeine Untersuchung erfolgen. Wichtig sind dabei Blutwerte und orthopädische Checks.

Nichts wird einen weiter auf dem Weg zum Idealgewicht zurückwerfen als eine Verletzung oder Erkrankung, die durch eine unausgewogene Ernährung und ein falsches Bewegungsprogramm hervorgerufen wurden.

Eine ärztliche Untersuchung sollte idealerweise vor der Umstellung von Ernährung und Bewegungsangebot erfolgen und auch danach in regelmäßigen Abständen zur Kontrolle und Steuerung eingesetzt werden.

14 MÜDIGKEIT UND VERLETZUNGEN

Müdigkeit und Verletzungen (bzw. Erkrankungen) werden viel zu oft vernachlässigt und sogar ignoriert. Dabei sind diese Faktoren das deutlichste Indiz dafür, dass unser Körper etwas benötigt, das wir ihm verwehren.

Müdigkeit und Verletzungen entstehen durch eine Kombination aus Überbelastung und Unterversorgung. Was dem Körper hier fehlt, ist nichts anderes als eine ausreichende Regeneration bzw. ein ausgewogenes Nährstoffangebot. Wie sinnvoll ist es, in einem Zustand weiter Sport zu treiben und sich Energie durch Nahrung zu verwehren, indem bereits eine Überbelastung bzw. eine Mangelsituation besteht?

Wenn Müdigkeit auftritt, dann ist es nur logisch, mehr zu regenerieren. Wer diesen simplen Zusammenhang ignoriert, vernachlässigt die Tatsache, dass man ermüdet sowieso keine 100%ige Leistungsfähigkeit bringen kann. Und wenn man keine 100 % zur Verfügung hat, kann man auch keine 100%ige Effektivität aus seinem Bewegungsprogramm herausholen.

Selbiges gilt für Erkrankungen und Verletzungen. Nur wer diese zunächst komplett ausheilt, kann ein effektives und wirksames Abnehmprogramm absolvieren.

Oberste Regel bei allen folgenden Maßnahmen ist es daher, auf diese Faktoren zu achten und zu verstehen, welche Ursachen sie haben.

SCHRITT 3 – ERNÄHRUNG VERÄNDERN

Wenn es nur eine Sache gäbe, die entscheidet, ob wir unser Traumgewicht erreichen oder nicht, dann ist es unsere Ernährung. Schweißtreibende Sportprogramme helfen sicherlich, aber sie verfehlen ihre Wirkung komplett, wenn man die eben verbrannten Kalorien nach dem Sport wieder doppelt und dreifach zuführt. Zwar ist wie zuvor bereits erwähnt die Kombination aus Ernährungsumstellung und einem Bewegungsprogramm am effektivsten, aber wenn man nur Zeit, Lust und Energie hat, sich um eines von beiden zu kümmern, dann sollte es die Ernährung sein, weil ihr Einfluss um ein Vielfaches größer ist als der Einfluss der Bewegung.

15 DIE EINFACHEN SACHEN ZUERST

Der Hauptgrund, aus dem die meisten Menschen neue Ernährungsgewohnheiten wieder verwerfen, ist, dass sie viel zu große Einschnitte in die bisherige Ernährungsweise in viel zu kurzer Zeit vornehmen. Eine gesunde und ausgewogene Ernährung kann aber auch ganz einfach, mit wenig Aufwand und simplem Allgemeinwissen umgesetzt werden.

Es ist nicht nötig, zu wissen, welche Vitamine wasserlöslich sind, welche Makronährstoffzusammensetzung für den Metabolismus drei Prozent effektiver ist und welche Mineralstoffe die Darmflora optimieren.

Alles was nötig ist, sind die Dinge, die sowieso schon jeder weiß. Wenn man einem Kindergartenkind einen Schokoriegel und einen Apfel gibt und es bittet, beides den Kategorien gesund und ungesund zuzuordnen, dann bekommt man in nahezu 100 % der Fälle die richtige Antwort.

Genauso gut weiß jeder, dass Wasser gesünder ist als Cola, Rauchen und Alkohol generell ungesund sind und das natürliche Lebensmittel immer nahrhafter sind als künstliche.

In den folgenden Kapiteln geht es genau darum. Stück für Stück setzen wir die einfachen Dinge um und nähern uns dadurch ganz leicht einem Zustand an, der uns nach dem 80/20 Prinzip gesund, aber auch genussvoll essen und leben lässt.

16 Weniger Kohlenhydrate oder weniger Fett?

Wer sich selbst schon ein wenig mit verschiedenen Ernährungsphilosophien und Diäten auseinandergesetzt hat, dem ist mit Sicherheit aufgefallen, dass es immer wieder widersprüchliche Empfehlungen gibt.

Die einen behaupten, man solle möglichst wenig Fett zu sich nehmen. Das bedeutet, Magerquark, Joghurt mit 0,1 % Fett, keine Vollmilch, fettreduzierter Käse, usw.

Die anderen wiederum empfehlen, möglichst wenig Kohlenhydrate zu essen. Plötzlich sind Nudeln, Weißbrot und sogar verschiedene Obstsorten zu meiden.

Zu allem Überfluss gibt es auch noch kritische Stimmen, die einen zu hohen Anteil an Protein als nachteilig, vielleicht sogar gesundheitsschädlich ansehen.

Da es aber prinzipiell nur drei Makronährstoffe (Fette, Kohlenhydrate, Proteine) gibt, bleibt wenig übrig, wenn man den Empfehlungen aller drei Richtungen folgen will.

Um diesen widersprüchlichen Empfehlungen den Wind aus den Segeln zu nehmen, muss man jedoch erneut nur Logik einsetzen.

Warum gibt es diese drei (und unzählige weitere) Richtungen und Empfehlungen?

Die Antwort darauf ist recht simpel: Geld!

Der Markt für Diäten und gesunde Ernährung ist riesig und damit lukrativ. Warum ziert jede Woche eine andere Diät das Titelbild fast jeder Wochenzeitung für Frauen? – Weil es sich verkauft! Und genau deshalb rühmen sich immer wieder neue Ideen damit, den einzig wahren Weg zum Ziel gefunden zu haben.

Welche Ernährungsphilosophie ist denn nun die richtige?

Hier lautet die Antwort: jede und keine!

Um diese Antwort zu verstehen, müssen wir nur wieder an den Anfang dieses Buches zurückgehen und uns erneut die Kalorienbilanz ins Gedächtnis rufen. Für eine Gewichtsreduktion oder -zunahme ist nicht entscheidend, was wir konsumieren, sondern wie viel davon. Zwar haben Fette, Kohlenhydrate und Proteine unterschiedliche Nähr- und Brennwerte, aber ob sie uns dick oder schlank machen, hängt einzig und alleine mit der Menge zusammen, die wir davon zu uns nehmen.

Somit haben alle Diäten Recht, indem sie darauf eingehen, weniger von einem der Makronährstoffe zu konsumieren. Jedoch liegen auch alle falsch, weil sie einen der Makronährstoffe als besser und gesünder einordnen als die anderen.

Fette, Kohlenhydrate und Proteine sind weder schlecht noch gut. Sie sind jedoch alle notwendig für unseren

Stoffwechsel. Jeder dieser Makronährstoffe erfüllt eine Funktion, die lebensnotwendig ist und nicht komplett durch einen der anderen Makronährstoffe erfüllt werden kann. Wir als Menschen müssen daher alle drei Makronährstoffe konsumieren, um funktionsfähig und damit gesund zu sein.

Ob wir dann dabei abnehmen oder zunehmen ist einzig und allein abhängig von der Menge, die wir konsumieren.

17 WASSER ALS SUPPLEMENT

Alle Stoffwechselprozesse in unserem Körper haben eines gemeinsam: Sie benötigen Wasser.

Wasser ist der Hauptbestandteil des menschlichen Körpers und Grundlage allen Lebens. Wann immer Sonden zum Mond und Mars geschickt werden, suchen sie zu allererst nach Wasser, da ohne dieses Element kein Leben möglich ist. Der Mensch kann etwa eine Woche ohne feste Nahrung überleben, aber nur zirka 2–3 Tage ohne Flüssigkeit.

Trotz seiner Bedeutung wird Wasser immer wieder vernachlässigt, dabei ist der Flüssigkeitshaushalt bei vielen Menschen der Hauptgrund, weshalb sie die letzten Kilos nicht verlieren können.

Wasser hat viele Funktionen, die in ihrem komplexen Zusammenhang die Körperzusammensetzung beeinflussen. Zu diesen Funktionen zählen:

- Wasser reguliert die Körpertemperatur über die Schweißdrüsen

- Wasser ist für einen gut funktionierenden Blutkreislauf entscheidend. Das Wasser im Blut hilft dabei, Sauerstoff, Nährstoffe und Botenstoffe durch den Körper zu transportieren

- Wasser ist essentiell für die Ausscheidung von Abfallprodukten und Giftstoffen über die Niere

Neben den Hauptfunktionen hat Wasser nicht nur unzählige Nebenfunktionen, sondern auch den entscheidenden Vorteil, dass es nicht direkt die Kalorienbilanz beeinflusst. Wer hingegen Cola oder Eistee trinkt, nimmt mit der Flüssigkeit auch Extrakalorien zu sich.

Ein Teil des täglichen Flüssigkeitsbedarfs wird zwar über die Nahrung gedeckt, aber diese Menge reicht nicht aus, um den täglichen Wasserverlust wieder auszugleichen. Wir müssen also Wasser als Flüssigkeit konsumieren. Die zuzuführende Menge ist dabei abhängig vom eigenen Körpergewicht und der körperlichen Anstrengung über den Tag verteilt.

Eine Faustregel lautet: Täglich ca. 30–40 ml Wasser pro kg Körpergewicht.
Bsp. :

- bei 50 kg Körpergewicht   2 Liter Wasser pro Tag,

- bei 75 kg Körpergewicht 2,5–3 Liter Wasser pro Tag und
- bei 100 kg Körpergewicht 3,5–4 Liter Wasser pro Tag.
- Zusätzlich 0,5 l Wasser pro Stunde körperlicher Belastung

Dabei sollte man nicht auf den Durst warten. Er ist meist ein Anzeichen dafür, dass dem Körper bereits Flüssigkeit fehlt. Diesem Zustand sollte vorgebeugt werden, indem man regelmäßig Wasser trinkt, bevor ein Durstgefühl einsetzt.

Wer Probleme hat, so viel zu trinken und die ständigen Laufwege zum Klo meiden möchte, sollte daran denken, dass Wasser einer der wichtigsten Faktoren beim Abnehmen ist.

»Mit jedem Mal, wo man also aufs Klo geht, pinkelt man sich schlank. «

#18 Wenige Mahlzeiten oder viele Kleine

Ein weiterer Streitpunkt, der recht kontrovers diskutiert wird, ist die Frage, ob man lieber viele kleine Mahlzeiten über den Tag verteilt oder wenige große essen sollte.

Für wenige kleine Mahlzeiten spricht laut den Befürwortern, dass der eigene Stoffwechsel dadurch ständig arbeitet und in einem Zustand erhöhter Aktivierung ist. Die Theorie dahinter besagt, dass so mehr Kalorien pro Zeit verbrannt werden können, da der Stoffwechsel nicht immer wieder hoch- und runterfahren muss.

Der Vorteil der Methode mit wenigen großen Mahlzeiten (manchmal auch als intermittierendes Fasten bezeichnet) ist, dass man dem eigenen Körper für einen geringen Zeitraum eine Nährstoffknappheit vorgaukelt und er so die körpereigenen Reserven mobilisiert. Wer also 12 Stunden am Stück nichts gegessen hat, verbrennt mehr Fettreserven als jemand, der maximal 8 Stunden (schlafbedingt) ohne Nahrung bleibt.

Zwar lässt sich prima darüber streiten, ob die Vorteile der einen Methode die der anderen übertreffen, doch logisch betrachtet kommen wir auch in dieser Streitfrage zum zuvor mehrfach erwähnten Zusammenhang zwischen konsumierter und verbrannter Kalorienmenge.

Wenn ich 2.000 kcal pro Tag konsumiere, dann spielt es keine große Rolle, ob ich diese in 5 x 400 kcal aufteile und 5-mal am Tag einen kleinen Happen esse oder ob ich zwei größere Mahlzeiten mit je 1.000 kcal zu mir nehme.

Unter dem Strich bleibt die absolute Kalorienmenge dieselbe und damit auch die Energiemenge, die ich verbrennen muss, um nicht zuzunehmen.

Ob viele kleine Mahlzeiten oder wenige große besser oder schlechter sind, hat also prinzipiell nichts mit der

Kalorienmenge und damit unmittelbar mit dem Abnehmen zu tun. Es hat lediglich indirekte Auswirkungen darauf, nämlich genau dann, wenn man es individuell bevorzugt, mehrere kleine oder wenige große Mahlzeiten zu konsumieren.

Beim Abnehmen geht es körperlich nur um die Kalorienbilanz, aber mental geht es darum, wie man es sich am leichtesten machen kann, die eigenen Vorgaben umzusetzen. Und genau hier kann die Frage nach vielen kleinen oder wenigen großen Mahlzeiten wichtig sein.

Probiere am besten beides für jeweils 30 Tage aus und entscheide anschließend selber, welche Art der Ernährung für Dich effektiver ist.

Menschen mit wenig Zeit und wenig Lust zu kochen, werden sehr wahrscheinlich lieber mit wenigen großen Mahlzeiten arbeiten wollen. Vielleicht wollen diese Menschen am liebsten das Frühstück ausfallen lassen oder arbeiten die Mittagspause gerne durch.

Andere wiederum mögen den schnellen und kurzen Snack zwischendurch und wollen noch nicht einmal daran denken, das Frühstück ausfallen zu lassen.

Entscheidend ist bei dieser Frage nicht, was richtig oder falsch ist, sondern nur, was für einen selbst funktioniert und einfacher ist.

19 NIKOTIN UND ALKOHOL

ALKOHOL

Von den allgemein gesundheitsschädlichen
Auswirkungen dauerhaften Alkoholkonsums und dem
Suchtpotential mit anschließenden psychischen
Effekten abgesehen, hat Alkohol auch einen deutlichen
Einfluss auf das Gewicht.

Zunächst wirkt Alkohol entwässernd, was mit einer
direkten Gewichtsreduktion einhergeht. Dies ist aber
nur ein kurzfristiger Effekt, denn nachdem der
Wasserhaushalt wieder ausgeglichen wurde, ist nicht
nur das Gewicht, was vorher verloren wurde, wieder
drauf, sondern noch zusätzlich das Extragewicht, das
durch die Kalorien in alkoholischen Getränken
entsteht.

Neben dem höheren Kaloriengehalt in diesen
Getränken (alkoholisches Getränk: 1 g ca. 7,1 kcal;
reiner Zucker: 1 g ca. 4,3 kcal) führt Alkohol durch
seine Wirkung auf die Leber direkt zu einem
gebremsten Fettstoffwechsel.

Darüber hinaus kennt jeder das Gefühl des gesteigerten
Appetits nach vermehrtem Alkoholkonsum.

Aufgrund dieser negativen Auswirkungen sollte
Alkohol komplett aus der Ernährung verbannt werden.
Wer aber nicht komplett verzichten kann, hat ja immer
noch den Cheat-Day.

Rauchen

Die generell gesundheitsschädlichen Wirkungen von Nikotin sind allgemein bekannt, aber hat Nikotin auch einen unmittelbaren Einfluss auf die Fitness und das Gewicht?

Nikotin hat einen direkten Einfluss auf die Leistungsfähigkeit des Herz-Kreislaufsystems und die Lungenfunktion. Es wirkt dabei hemmend auf nahezu alle Faktoren, welche die Sauerstoffaufnahme, den Sauerstofftransport und die Sauerstoffverwertung beeinflussen.

Daher ist es offensichtlich, dass Nikotin die Ausdauerleistungsfähigkeit herabsetzt. In der Folge führt der negative Einfluss des Nikotins aber auch zu schlechteren Ergebnissen beim Muskelaufbau und der Gewichtsreduktion.

Denn sportliche Bewegung und seine Wirksamkeit sind in erster Linie von der Intensität des Trainings abhängig. Wird die Muskulatur nicht ausreichend mit Sauerstoff versorgt, kommt es zu einem schnelleren Leistungsabfall und damit zu einem schnelleren Abbruch der Bewegung aufgrund von Ermüdung.

Die Wirkung der Bewegung ist dadurch ineffektiver und damit auch der Reiz für die Gewichtsreduktion. Hinzu kommt, dass in der Erholungsphase nach dem Sport die Regeneration der Muskulatur ebenso ineffektiver ist, da auch sie direkt mit den Sauerstofffunktionen zusammenhängt.

Der Mythos, dass Rauchen eine Gewichtsreduzierung begünstigt, ist entstanden, da Rauchen meist generell mit einer verminderten Nahrungsaufnahme einhergeht. So mag es sein, dass Raucher ein geringeres Gewicht aufweisen als Nicht-Raucher, aber die eben beschriebene verminderte Effektivität, verursacht durch Nikotinkonsum, wirkt sich langfristig negativ auf die Fettverbrennung und den Stoffwechsel aus.

Nikotin sollte damit ebenso wie Alkohol vermieden oder zumindest auf den Cheat-Day beschränkt werden.

20 KALORIEN ZÄHLEN

Auch hier gibt es immer wieder widersprüchliche Aussagen. Die einen behaupten, man müsse keine Kalorien zählen, um abnehmen zu können, und andere wiederum berechnen jedes Gramm penibel genau.

Da eine Gewichtsreduzierung durch die aufgenommene und verbrannte Kalorienmenge bestimmt wird, kann man ohne Zweifel den Wert des Kalorienzählens nachvollziehen. Vorab muss aber gesagt werden, dass dieser Zusammenhang nicht ausschlaggebend sein sollte.

Viel wichtiger ist wie immer die Frage danach, ob das Kalorienzählen einem persönlich hilft oder nicht.

Die einen haben gerne einen Maßstab zur Hand, mit dem sie ihre Fortschritte messen und mit dem sie auch die Menge bestimmen können, die sie essen sollten.

Andere jedoch empfinden die zusätzlich benötigte Zeit zum Zählen als Verschwendung und mühselig, und eine Ernährungsumstellung wird ihnen dadurch sogar erschwert.

Eine Gewichtsreduzierung ist auch ohne das Zählen von Kalorien möglich und wenn man dies als lästig und überflüssig empfindet, wird man ohne zu zählen sogar effektiver seine Ernährung umstellen können.

Denjenigen, die jedoch mit einer Kalorientabelle arbeiten wollen, möchte ich in diesem Kapitel zeigen, wie man seine persönliche Kalorienbilanz berechnen kann.

Da die absolute Menge den Ausschlag gibt, ob man abnimmt oder nicht, will ich auch gar nicht auf die Verteilung der Makronährstoffe eingehen und konkrete Anweisungen geben, ob man nun 125 g oder 103 g Protein pro Tag konsumieren sollte.

Entscheidend ist schließlich die absolute Kalorienmenge, und wer diese misst und steuert, wird unabhängig von der Makronährstoffzusammensetzung sein persönliches Ziel erreichen.

Den Grundumsatz berechnen

Der Grundumsatz bezeichnet die Kalorienmenge, die benötigt wird, um die Grundfunktionen des Körpers aufrecht zu erhalten. Es ist also die Menge, die definitiv zugeführt werden muss, selbst wenn man versucht, sein Körpergewicht zu reduzieren.

Für Männer und Frauen gibt es unterschiedliche Berechnungsformeln, da Männer in der Regel einen größeren Muskelanteil haben als Frauen.

FÜR MÄNNER:

Grundumsatz [kcal/24 h] = 66,47 + 13,7 × Körpergewicht [kg] + 5 × Körpergröße [cm] - 6,8 × Alter [Jahre]

FÜR FRAUEN:

Grundumsatz [kcal/24 h] = 655,1 + 9,6 × Körpergewicht [kg] + 1,8 × Körpergröße [cm] - 4,7 × Alter [Jahre]

Beispiel: Ein Mann wiegt 80 kg, bei einer Größe von 1,82 m und ist 32 Jahre alt.

$$66,47 + 13,7*80 + 5*182 - 6,8*32 = 1854,87$$
(macht etwa 1855 kcal/Tag)

Diese Menge muss zwangsläufig zugeführt werden, damit der eigene Körper auf Dauer einwandfrei funktionieren kann.

Zum Grundumsatz muss nun noch der Leistungsumsatz (Job, Sport, Freizeit) addiert werden, um den ungefähren Kalorienbedarf errechnen zu können.

Den Leistungsumsatz berechnen

Zur Ermittlung des Leistungsumsatzes kann man den so genannten PAL-Wert (Physical activity level) heranziehen:

<u>PAL FÜR VERSCHIEDENE TÄTIGKEITEN:</u>

1,2 nur sitzend oder liegend
1,4–1,5 sitzend, kaum körperliche Aktivität
1,6–1,7 sitzend, gehend und stehend
1,8–1,9 hauptsächlich stehend und gehend
2,0–2,4 körperlich anstrengende Arbeit

Den jeweiligen Faktor muss man nun mit der Dauer multiplizieren, mit der man der entsprechenden Tätigkeit nachgeht. Anschließend summiert man alle Werte, die im Tagesverlauf entstehen, und dividiert diese Summe durch 24, um seinen PAL-Wert zu erhalten.

Beispiel: Ein Angestellter arbeitet 8 Stunden pro Tag im Büro (Faktor 1,4) und macht ca. eine Stunde am Tag Sport (Faktor 2,0). Er kümmert sich 3 Stunden am Tag um seinen Haushalt (Faktor 1,6), sieht 4 Stunden TV (Faktor 1,2) und schläft 8 Stunden (Faktor 1,2):

$$8x1,4 + 1x2,0 + 3x1,6 + 4x1,2 + 8x1,2 = 32,4$$

$$32,4/24 = 1,35 \text{ (PAL-Wert)}$$

Der Leistungsumsatz ergibt sich dann aus der einfachen Formel PAL-Wert – 1,0. Sein Leistungsumsatz wird also mit 0,35xGrundumsatz bewertet:

0,35x1855 = 649,25 (macht etwa 650 kcal)

Den Gesamtumsatz berechnen

Der Gesamtumsatz ist dann die Kalorienmenge, die man konsumieren muss, um den Körper bei der momentanen Zusammensetzung und dem momentanen Aktivitätslevel ausreichend mit Energie zu versorgen.

Gesamtumsatz = Grundumsatz + Leistungsumsatz

Beispiel: In unserem Beispiel ergibt sich damit folgender Gesamtumsatz

1855 kcal + 650 kcal = 2505 kcal/Tag oder 1855 kcal x 1,35 = 2505 kcal/Tag

21 SUPERFOODS UND SMOOTHIES

Sehr oft liest man von Lebensmitteln, die beim Abnehmen helfen und manchmal sogar wahre Wunder vollbringen sollen. Zu diesem Zeitpunkt des Buches sollte aber klar sein, dass es solche Lebensmittel nicht gibt.

Zwar gibt es Lebensmittel mit einem höheren Nährwert, bestimmten Spurenelementen, Vitaminen und Mineralstoffen, vielleicht auch mit einer höheren Vitamindichte, aber es gibt kein Lebensmittel, das nicht durch seinen eigenen Kaloriengehalt bestimmt wird.

Zwar setzt sich ein Ei, das 100 kcal liefert, anders zusammen als ein Schokoriegel, der ebenfalls 100 kcal liefert, aber der Brennwert beider Lebensmittel ist identisch.

Sicherlich ist das Ei mit seinen Nährstoffen gesünder und essentieller als der Schokoriegel, aber unter dem Strich sind eben beide Lebensmittel 100 kcal wert, die man nach dem Genuss auch wieder verbrennen muss.

Auch Smoothies und Obstsäfte werden oft als Wunderwaffe des Abnehmens gepriesen. Jedoch macht es keinen Unterschied ob man 100 kcal fest oder flüssig konsumiert.

Wenn Du also das nächste Mal von einem Superfood liest, dann denke einfach an Kalorien und Brennwerte und nutze die simple Logik, die diesen Beziehungen zugrunde liegt.

22 NAHRUNGSERGÄNZUNGSMITTEL (SUPPLEMENTS)

Neben Superfoods sind auch Nahrungsergänzungsmittel (oder Supplements) ein beliebtes Thema.

Proteinshakes und Weight Gainer helfen vor allem Männern dabei, Muskelmasse aufzubauen, und Frauen werden mit L-Carnitin und speziellen

Kohlenhydratmischungen angelockt, da diese beim Abnehmen helfen sollen.

All diese Mittel sind nur ein netter Marketing-Gag, der vollkommen substanzlos ist.

Zwar sind beispielsweise Proteine notwendig, um Muskelgewebe zu synthetisieren, aber die notwendigen Proteine können problemlos aus einer natürlichen und ausgewogenen Nahrung gezogen werden. Darüber hinaus werden Proteine in Fleisch, Fisch und Eiern in einem komplexen Zusammenhang angeboten, der notwendig ist, damit die Synthese optimal ablaufen kann. Isolierte Proteine können daher niemals so effektiv sein wie natürliche Lebensmittel.

Selbiges gilt für die Supplements, die dabei helfen sollen, abzunehmen. Erschwerend kommt hier noch hinzu, dass diese Pulver und Shakes noch künstliche Süßstoffe enthalten, damit sie überhaupt genießbar sind, und diese Süßstoffe bedeuten unnötige Extrakalorien.

Im Grunde kommen wir auch hier wieder zurück zum Ausgangspunkt und dem einfachen Zusammenhang zwischen aufgenommener und verbrannter Kalorienmenge. Falls also das nächste Mal jemand ein neues Nahrungsergänzungsmittel präsentiert, dass beim Abnehmen helfen soll, reicht es aus, einfach auf den Brennwert des Mittels zu achten. Denn dieser ist genauso viel wert wie der Brennwert eines Schokoriegels.

Schritt 4 – Bewegung verändern

Da es in diesem Buch um einen logischen Ansatz geht, der genutzt wird, um abnehmen zu können, muss gesagt sein, dass man mithilfe der bisherigen Inhalte bereits abnehmen kann. Da sich alles immer wieder auf die Differenz zwischen konsumierter und verbrannter Kalorienmenge reduziert, kann man mit einer reduzierten Aufnahme alleine abnehmen.

Jedoch ist es natürlich umso effektiver, wenn man sich dem Problem aus zwei Richtungen nähert und auch die Menge an Kalorien erhöht, die man verbrennt. Genau dafür ist dieser Abschnitt des Buches gedacht.

Wie der Titel schon sagt greifen wir dabei nicht auf Training zurück, es sei denn, Training funktioniert für Dich persönlich. Wie auch beim Kalorienzählen wird der Ansatz des Abnehmens mit dem Training präsentiert, aber wenn man ihn nicht umsetzen will, gibt es viele mögliche Alternativen, die ebenfalls in den folgenden Kapiteln dargestellt werden.

23 KEIN TRAINING HEISST NICHT KEIN SPORT

Training? Dabei heißt es doch im Titel „Keine Diät, <u>Kein Training</u> …", und jetzt gibt es doch einen ganzen Abschnitt, der sich mit dem Training befasst?

Der Grund, warum es in diesem Buch irgendwie um Training geht, aber gleichzeitig auch irgendwie nicht, sind die negativen Erfahrungen, die viele mit dem Wort Training assoziieren.

Inzwischen war fast jeder, der abnehmen will, mindestens einmal Mitglied in einem Fitnessstudio oder Sportverein, doch nur wenige sind auch heute noch aktive Mitglieder und gehen regelmäßig zum Training.

Aus diesem Grund ist es wichtig, im Folgenden zwischen Training, Sport und Bewegung zu differenzieren. Dies mag zwar zunächst wie Haarspalterei erscheinen, ist aber ebenso wichtig wie der Unterschied zwischen einer Diät und einer Ernährungsumstellung.

Prinzipiell ist jede Form von Training und Sport auch Bewegung. Aber umgekehrt ist nicht jede Form von Bewegung auch Sport oder Training.

In diesem Abschnitt geht es in erster Linie darum, Kalorien durch Bewegung zu verbrennen. Und gleich bei diesem Satz denken viele an Training im Fitnessstudio, das nie funktioniert hat, oder den Sportunterricht aus der Schule, der nie Spaß gemacht hat. Aber tatsächlich braucht man kein Training und keinen Sport, um Kalorien zu verbrennen, sondern nur Bewegung.

Dies bedeutet, dass alle negativen Assoziationen und Erfahrungen der Vergangenheit keine Bedeutung für die Gegenwart oder Zukunft haben. Denn das Problem war nie die Bewegung, sondern das Training und der Sport, also die Art der Bewegung. Bewegung selbst ist aber so facettenreich und vielfältig, dass es für jeden eine Möglichkeit gibt, eine Art der Bewegung zu finden, die einem entspricht.

Menschen mit Lähmungen spielen Rollstuhlbasketball, bei den Paralympics gibt es einarmige Schwimmer. Es gibt sogar Menschen ohne Beine, die an Sprintdisziplinen teilnehmen. Diese Menschen haben Spaß an der Bewegung und überwinden deshalb offensichtlich unüberwindbare Hindernisse.

An der Stelle wollen wir in diesem Abschnitt ansetzen und einfach die Art der Bewegung finden, die auch Dir Spaß macht und die in der Folge zu mehr verbrannten Kalorien führt.

24 BEWEGUNG X SPASS = ABNEHMEN

Wenn man die Menge der konsumierten Kalorien außer Acht lässt, lässt sich Abnehmen auf eine ganz einfache Formel reduzieren:

Bewegung x Spaß = Abnehmen

Der Hauptgrund, warum viele mit dem Training im Fitnessstudio nicht abnehmen, ist der fehlende Spaß an der Sache. Schwere Gewichte zu heben wirkt eintönig, lange Ausdauereinheiten auf dem Crosstrainer sind für die meisten zu langweilig, und die immer gleichen Aerobickurse erreichen auch nur einen kleinen Teil der Menschen.

Ebenso verhält es sich mit Sportvereinen, dem Sportunterricht und privat ausgeübten Sportarten. All diese Dinge machen nur einem kleinen Teil der Menschen Spaß und funktionieren deshalb auch nur speziell für diese Menschen.

In den Fitnessmagazinen gibt es immer wieder Anzeigen, die ein neues und revolutionäres Trainingsprogramm ankündigen und verkaufen wollen. „10 Kilo in 30 Tagen", „Mehr Muskelmasse in 4 Wochen" und „Zur Strandfigur in nur 90 Tagen" sind einige wenige der Taglines, die man fast täglich lesen kann.

Aber ebenso wie die unterschiedlichen Kurse, Sportarten und Bewegungsformen funktioniert auch jedes Trainingssystem nur für einen kleinen Teil der Menschen und niemals für alle.

In den nun anschließenden Kapiteln präsentiere ich Dir einige der Bewegungsmöglichkeiten. Diese funktionieren und sind effektiv, aber nur, wenn man daran auch Spaß hat. Es geht also nicht wirklich darum, die Bewegungsprogramme umzusetzen, sondern darum, herauszufinden, welches Programm das richtige für einen selbst ist.

Doch wie genau erkennt man das richtige Programm für einen selbst?

Das richtige Programm für einen macht Spaß! – Denn nur mit Spaß funktioniert die zuvor erwähnte simple Formel:

Bewegung x Spaß = Abnehmen

25 AUSDAUERTRAINING ODER KRAFTTRAINING

Unabhängig davon, mit welcher Art der Bewegung man abnehmen will, gibt es im Allgemeinen zwei große Formen von Bewegung: Bewegung fokussiert auf Ausdauer und Bewegung fokussiert auf Kraft.

Wenn man vor der Wahl steht, eine der beiden Formen wählen zu müssen, ist es sicherlich interessant zu wissen, welche effektiver im Hinblick auf eine Gewichtsreduktion ist.

Ausdauer und Abnehmen

In den Fitnessstudios sieht man immer wieder Männer an den Hanteln und Frauen auf den Ausdauergeräten. Der Grund dafür ist, dass Hanteln und Gewichte mit Muskelaufbau und Ausdauergeräte mit Gewichtsverlust assoziiert werden.

Viele Frauen haben „Angst" davor, mit Hanteln zu viel Muskelmasse aufzubauen, und wünschen sich lieber einen schlanken Körper.

Wie wir aber bereits festgestellt haben, hat abnehmen nichts mit Hanteln oder Geräten zu tun sondern nur mit der Kalorienbilanz. Damit ist also die Frage „Wie viele Kalorien verbrennt man mit dem Ausdauertraining?" viel interessanter.

Nehmen wir einfach als Beispiel an, dass man mit einer Ausdauereinheit (Joggen, Crosstrainer, Schwimmen, Fußball im Verein, mit dem Hund spielen, etc.) genau 500 kcal pro Stunde verbrennt.

Diese Menge kann dann absolut zum Kalorienverbrauch hinzugerechnet werden und geht damit negativ in die Kalorienbilanz ein.

Kraft und Abnehmen

Zum Vergleich verbrennen wir in unserem Beispiel nur 400 kcal durch eine Krafttrainingseinheit. Absolut betrachtet haben wir also 100 kcal weniger verbrannt.

Jedoch haben wir beim Krafttraining einen ergänzenden Stoffwechselprozess in Gang gesetzt.

Durch die hohen Intensitäten wurden kleine Mikrorisse in der Muskulatur erzeugt, die nun repariert werden müssen. Da unsere Physiologie anpassungsfähig ist, wird die Muskulatur über das Ausgangsniveau hinaus regeneriert. Das ist die Grundlage für Muskelwachstum.

Dieser Regenerationsprozess dauert Stunden, Tage, manchmal Wochen an und kostet weitere Energie, obwohl man sich nicht mehr bewegt.

Es ist schwer, eine genaue Kalorienzahl dafür festzulegen, aber man kann davon ausgehen, dass in unserem Beispiel der Regenerationsprozess weit mehr als 100 kcal zusätzlich verbraucht.

Zu unseren 400 kcal kommen also noch 100 kcal + X hinzu.

Muskelmasse und Abnehmen

Ein Zusammenhang, der vielen Menschen nicht klar ist, bezieht sich auf die Muskulatur und ihren Effekt auf eine Gewichtsreduktion.

Allgemein ist Muskelmasse sehr viel schwerer als Fettmasse. Jetzt denkt man natürlich sofort, dass man durch mehr Muskelmasse mehr wiegen muss und schließlich die Gewichtsreduktion behindert. Tatsächlich ist es aber genau umgekehrt.

Die schwerere Muskelmasse hat nämlich großen Einfluss auf die Berechnung unserer Kalorienbilanz. Wer beispielsweise einen Fettanteil von 20 % hat und 70 kg wiegt, hat einen komplett anderen Körper und Stoffwechsel als jemand der ebenfalls 70 kg wiegt, aber dafür nur 10% Fettanteil besitzt.

Wenn wir Fettgewebe durch Muskelgewebe ersetzen, halten wir unseren Grundumsatz hoch und verbrennen automatisch mehr Kalorien im Alltag, bei zunächst gleichem Gewicht.

Ein einfaches Rechenbeispiel (näherungsweise Berechnung zur Verdeutlichung des Prinzips):

- Unser Beispiel aus dem vorherigen Abschnitt (Mann, 80 kg, 1,82 m, 32 Jahre alt) hat einen Grundumsatz von 1855 kcal/Tag
- Der gleiche Mann mit 5 kg weniger hat einen Grundumsatz von 1786 kcal/Tag
- Der gleiche Mann mit 5 kg Fett weniger, aber dafür 5 kg Muskeln mehr hat einen Grundumsatz von >1855 kcal/Tag

Nachdem der Mann 5 kg abgenommen hat, hat sich sein Grundumsatz um etwa 70kcal/Tag verringert. Wenn der Mann aber gleichzeitig 5 kg Muskelmasse zugenommen hat, liegt sein Grundumsatz bei über 1855 kcal/Tag, da sein Gewicht konstant geblieben ist, er aber Fettgewebe durch Muskelgewebe ersetzt hat.

Für den Mann ohne Muskelaufbau wird es in der Folge also schwerer, weiter Fett abzubauen, da sich sein Grundumsatz gesenkt hat. Der Mann mit Muskelaufbau hingegen baut jeden Tag über 70 kcal mehr ab, ohne auch nur einen zusätzlichen Finger zu krümmen.

Gewicht verlieren oder Fett verlieren

Jetzt hast Du vielleicht gedacht, dass der Mann ohne Muskelaufbau trotzdem im Vorteil ist, schließlich hat er doch im Gegensatz zum Mann mit Muskelaufbau schon 5 kg abgenommen.

Das ist zwar korrekt, aber dieser Idee liegt der Fehler zu Grunde, dass man nicht zwischen Gesamtgewicht und Gewicht des Fettgewebes differenziert.

Um schlank und fit zu sein, ist es nicht nur entscheidend, weniger zu wiegen, sondern vor allem weniger an Fettmasse zu wiegen.

Und hier haben sowohl der Mann ohne als auch der Mann mit Muskelaufbau 5 kg abgenommen.

Zu viel Muskelmasse aufbauen

Besonders Frauen haben Angst, zu viel Muskelmasse aufzubauen und machen daher einen großen Bogen um Gewichte, Hanteln und ein intensives Krafttraining.

Hier ist aber die gute Nachricht: Muskelaufbau ist vom Testosterongehalt abhängig!

Wer hart trainiert, sich gesund ernährt und ausreichend regeneriert, wird Muskelmasse aufbauen, aber nur innerhalb der Grenzen des eigenen Hormonhaushalts. Mitentscheidend für die Proteinbiosynthese und damit für den Muskelaufbau ist das Hormon Testosteron.

Es wird auch als Männlichkeitshormon bezeichnet, weil es in hoher Konzentration bei Männern vorkommt.

Frauen brauchen sich daher keine Gedanken über zu viel Muskelwachstum zu machen. Denn durch die genetisch bedingte Hormonkonzentration sind ihnen diesbezüglich natürliche Grenzen gesetzt.

Professionelle Bodybuilderinnen umgehen diese natürlichen Grenzen durch unnatürliche Stimulantien und sehen daher aus, wie sie aussehen. Frauen, die nicht auf diese (meist illegalen) Mittel zurückgreifen, werden niemals einen ähnlichen Muskelaufbau erzeugen können.

Ausdauer und Kraft zum Abnehmen

Wie kann man nun seine Bewegung optimal gestalten, um effektiv abzunehmen?

Wie wir gesehen haben, hat eine auf Ausdauer fokussierte Bewegung meist den Vorteil, mehr Kalorien während einer Einheit zu verbrennen, wohingegen eine auf Kraft fokussierte Bewegung den Vorteil hat, den Grundumsatz hoch zu halten.

Die optimale Herangehensweise ist daher, beide Bewegungsformen zu kombinieren und beide Vorteile für sich zu nutzen.

Wer jedoch weniger Zeit hat, sollte sich mehr auf Kraft fokussierte Bewegungen konzentrieren, da sie insgesamt eine effektivere Gewichtsreduktion versprechen.

26 Bewegung in einem Fitnessstudio

Wenn man an Sport, Training und Bewegung denkt, ist das Fitnessstudio der Klassiker. In einem typischen Studio gibt es prinzipiell drei Möglichkeiten, Bewegung zum Abnehmen zu nutzen.

1. Krafttraining mit Geräten und Gewichten
2. Ausdauertraining mit Cardiogeräten (Crosstrainer, Radergometer, etc.)
3. Kombiniertes Kraft- und Ausdauertraining in Kursen

Um es nochmals zu sagen, am wichtigsten bei der Wahl der Bewegung ist der Spaß, den man dabei hat. Wenn Du schon einmal Mitglied in einem Fitnessstudio gewesen bist, alle drei Möglichkeiten ausprobiert hast und nach wenigen Wochen nicht mehr hingegangen bist, dann kannst Du dieses Kapitel ruhigen Gewissens überspringen.

Falls Du jedoch die drei erwähnten Optionen noch nicht ausprobiert hast, dann lies jetzt weiter.

1. Krafttraining mit Geräten und Gewichten

Krafttraining mit Geräten und Gewichten entspricht dem typischen Bild, das Menschen im Kopf haben, wenn sie an ein Fitnessstudio denken. Daher sind die teuren Geräte auch meist das Hauptargument für eine Fitnessstudiomitgliedschaft.

Falls Du mit diesem Training noch keine Erfahrungen gemacht hast, ist es sinnvoll, zunächst einen

Probevertrag für einen Monat abzuschließen. Vor allem kleinere Studios sind froh über jeden Kunden und bieten auf Nachfrage diese Option gerne an. Bei größeren Ketten ist es in der Regel schwieriger, einen auf nur einen Monat befristeten Vertrag zu bekommen, aber nachfragen schadet auch hier nicht.

Dein erster Monat in einem Fitnessstudio sollte nicht dazu dienen, so schnell wie möglich Dein Traumgewicht zu erreichen, sondern dazu, alle Möglichkeiten auszuloten und kennenzulernen. Da wir nach einer Bewegung suchen, die Du ein Leben lang durchführen kannst, ist es wichtiger, herauszufinden, ob Du beim Training mit Geräten und Gewichten Spaß hast oder nicht.

Lass Dir von einem Fitnesstrainer einen Trainingsplan geben, der die meisten Geräte abdeckt und scheue Dich nicht, ihn auch danach noch zu bitten, Dir weitere Geräte und Trainingsmethoden zu zeigen.

2. Ausdauertraining mit Cardiogeräten

Auch das Training mit Ausdauergeräten ist ein Argument für ein Fitnessstudio. Zwar sind kleine Stepper und Radergometer mittlerweile auch für den privaten Gebrauch bezahlbar geworden, aber neben dem Platzmangel hat man zu Hause auch eine geringere Vielfalt als in einem Studio.

Wenn es um die Ausdauergeräte geht, gilt dasselbe wie für das Krafttraining. Lass Dir einen Plan geben und probiere alle Geräte aus. Jedes Gerät hat seine eigenen

Vor- und Nachteile und macht mehr oder weniger Spaß:

- Radergometer

Die sogenannten Radergometer sind stationäre Fahrräder und gehörten zu den ersten Ausdauergeräten, die flächendeckend in Studios eingeführt wurden.

Die Bewegungsausführung ist simpel und vertraut, da man sie vom Fahrradfahren her kennt, und selbst billigere Geräte haben viele verschiedene Programme und Einstellungsmöglichkeiten zu bieten.

Der Nachteil von Radergometern ist jedoch, dass man eine sitzende Position einnimmt, die viele schon aus dem Alltag gewohnt sind. Im Allgemeinen verbrennt man bei gleicher Dauer und Anstrengung mit einem Radergometer weniger Kalorien pro Zeit als mit anderen Ausdauergeräten.

- Stepper

Der Stepper simuliert die Bewegung beim Treppensteigen und ist vor allem bei Frauen beliebt, da sie sich durch einen Stepper mehr Effekte auf den Bereich um Po und Oberschenkel versprechen. Da man in einer stehenden Position arbeitet, verbrennt man mit dem Stepper mehr Kalorien pro Zeit als mit dem Radergometer.

Jedoch ist der Bewegungsspielraum bei den meisten Geräten sehr limitiert, wodurch der Effekt nicht optimal ist.

- Crosstrainer

Crosstrainer ähneln dem Skilanglauf und nutzen zusätzlich zur Bein- auch die Armbewegung aus. Dadurch ist das Training mit einem Crosstrainer in der Regel effektiver als mit dem Stepper oder Radergometer.

Auch hier gibt es leider Geräte, die nur einen kleinen Bewegungsspielraum bieten, aber prinzipiell sind Crosstrainer ein Schritt in die richtige Richtung.

- Ruderergometer

Ruderergometer (oder Rudermaschinen) nutzen die Armbewegung sehr viel stärker als Crosstrainer. Zwar findet die Bewegung auch in den Beinen statt, aber der Oberkörper wird hier deutlich intensiver beansprucht.

Mit einer Rudermaschine verbrennt man bei gleicher Anstrengung sehr viel mehr Kalorien als mit den meisten anderen Ausdauergeräten, jedoch ist die Bewegung koordinativ anspruchsvoller. So kann es bei falscher Anwendung auch zu Rückenproblemen kommen.

- Climber

Climber (auch Mountain Climbing Maschinen genannt) trainieren den gesamten Körper sehr gleichmäßig und intensiv. Sie imitieren die Bewegung beim Bergsteigen und beanspruchen sowohl Ober- als auch Unterkörper.

Die Bewegung kann schnell gelernt werden und ist weniger belastend für den Rücken als Rudermaschinen, allerdings sind diese Geräte noch nicht sehr weit verbreitet, so dass sie nur in wenigen Studios zu finden sind.

3. Kombiniertes Kraft- und Ausdauertraining in Kursen

Die letzte Option ist gleichzeitig die vielfältigste. Früher hießen sie schlicht Aerobickurse, doch heute ist der Variantenreichtum dieser Kurse so groß geworden, dass sie die unterschiedlichsten Schwerpunkte abdecken und ebenso unterschiedliche Namen tragen.

Wenn Du Interesse an Bewegung in der Gruppe hast und Dich gerne dabei anleiten lassen möchtest, sind diese Kurse für Dich wie geschaffen. Die meisten Studios bieten mindestens zehn unterschiedliche Kursinhalte pro Woche an, so dass Du hier viel ausprobieren kannst.

Je nach Kursleiter unterscheiden sich die Kurse inhaltlich nochmals, so dass Du auch verschiedene Trainer ausprobieren solltest, um die Kurse zu finden, die Dir Spaß machen.

Falls Du noch nie dauerhaft Sport getrieben hast, empfehle ich Dir, zunächst nicht mehr als 3 Kurse wöchentlich auszuprobieren, damit sich Dein Körper zwischen den Einheiten ausreichend regenerieren kann. Denn auch wenn einige der Kurse auf den ersten Blick harmlos wirken, sind viele von ihnen sehr intensiv.

27 BEWEGUNG IM VEREIN

Wenn man gerne unter fachlicher Anleitung Sport treibt, muss es kein Personal Trainer oder ein Fitnessstudio sein. Die Struktur der Sportvereine ist in Deutschland so gut ausgeprägt, dass man für alle Interessen etwas finden kann und gleichzeitig professionell betreut wird.

Auch wenn viele bei Sportvereinen an die (negativen) Erfahrungen im Schulunterricht denken, so gibt es doch so viele verschiedene Vereine, dass jeder etwas finden kann, dass ihm Spaß macht.

Wichtig dabei ist, sich vorher Gedanken zu machen, was einem gefällt und was man von einem Sportverein erwartet. Anschließend muss man nur noch ein Probetraining mitmachen und sich dann entscheiden. Der große Vorteil bei Vereinen ist, dass – selbst wenn man sich mal vergriffen hat und der Verein (oder die Sportart) doch nicht das richtige war – die Kosten weitaus geringer als bei einem Fitnessstudiovertrag sind.

Um die für Dich richtige Sportart zu finden, musst Du nur folgende Fragen beantworten:

1. Welche Sportarten wolltest Du schon immer einmal ausprobieren?
2. Welche Sportarten siehst Du Dir gerne im Fernsehen an?
3. Von welchen Sportarten hast Du viel Ahnung?
4. Möchtest Du in einem Team Sport machen oder lieber alleine?
5. Möchtest Du gerne eine Ballsportart machen?
6. Möchtest Du gerne eine Sportart mit einem Schläger machen? Im Wasser? In der Luft?

28 BEWEGUNG ZU HAUSE

Für die meisten Sportarten ist ein gewisses Equipment oder zumindest ein geeigneter Trainingsort nötig. Auch beim Krafttraining wird oftmals angenommen, dass man teure Geräte oder zumindest schwere Gewichte braucht, um trainieren zu können.

Tatsächlich kann man aber auch genauso effektiv zu Hause trainieren, ohne Geräte und ohne Equipment. Und zwar mit sogenannten „Bodyweight Exercises".

Diese Übungen können ohne zusätzliche Geräte, zusätzliches Equipment, viel Platz und ergänzende Gewichte durchgeführt werden. Gerade für Anfänger sind die Übungen ideal, da sie sehr gesundheitsschonend sind und dennoch intensiv.

Allgemeine Vorteile von Bodyweight Exercises

- Unkomplizierte Bewegungen, da an Alltagsbewegungen orientiert
- Preiswerter, da kein Equipment benötigt wird
- Ortsunabhängig = kann überall durchgeführt werden
- Natürliche Bewegungen = hoher Transfer zu Alltagsbewegungen
- Komplex = koordinative Herausforderung
- Zeiteffizienteres Training, da mehr Muskulatur pro Zeit trainiert wird
- Ausgleich von muskulären Dysbalancen
- Geringere Verletzungsgefahr

Der größte Vorteil von Bodyweight Exercises bezieht sich aber wieder auf den eingangs erwähnten Zusammenhang zwischen der Kalorienbilanz und der Gewichtsreduktion.

Bodyweight Exercises verbrennen nämlich mehr Kalorien pro Zeit als Übungen mit Maschinen und teilweise auch als Übungen mit freien Gewichten.

Die Ursache dafür ist, dass man sich bei Übungen mit dem eigenen Körpergewicht selber stabilisieren muss. Auch wenn man zum Beispiel eine Übung für die Beine ausführt, muss der Oberkörper stabil bleiben. Dies kann nur erreicht werden wenn sich die Muskulatur des Oberkörpers anspannt und die Stabilisation ermöglicht.

Im Gegensatz dazu wird der Oberkörper bei einer Beinübung vom Gerät und dessen Rückenlehne und

Sitzpolster stabilisiert. Die Oberkörpermuskulatur selbst kann sich entspannen.

Das bedeutet, dass bei Bodyweight Übungen mehr Muskulatur pro Zeit unter Spannung steht und damit mehr Energie verbraucht wird. Ein Effekt den wir uns für unsere Kalorienbilanz nur wünschen können.

#29 BEWEGUNG DRAUSSEN

Viele der zuvor erwähnten Sportarten können überall durchgeführt werden, auch draußen. Selbst die Krafttrainingsübungen die man zu Hause durchführen kann, machen draußen bei schönem Wetter noch mehr Spaß.

Zwar ist es manchmal ganz schön, abgeschieden für sich selbst in einem Keller oder den eigenen gemütlichen vier Wänden zu trainieren, aber gerade im Sommer ist die Motivation für Bewegung im Freien umso größer.

Wenn es also draußen warm wird und die ersten Sonnenstrahlen durchs Fenster scheinen, solltest Du einen Plan B zur Hand haben.

Denn durch die angenehmen Temperaturen im Sommer ist die Verlockung besonders groß, den Sport im Verein, das Training im Studio und die Bewegung zu Hause schleifen zu lassen und sich lieber mit einem Eis in die Sonne zu legen.

Damit dies nicht passiert, solltest Du ein alternatives Bewegungsprogramm für die Tage, an denen Du gerne draußen sein möchtest, parat haben.

Such Dir also neben der Sportart im Verein auch eine weitere aus, die Du draußen im Park, auf der Wiese, am Strand oder sonstwo unter freiem Himmel machen kannst.

30 WAS IST BESSER: FREIE GEWICHTE, MASCHINEN ODER BODYWEIGHT TRAINING

Wer sich dazu entschlossen hat, Kraft- und Ausdauertraining zu einem Teil seines Abnehmplans zu machen, stellt sich meist direkt die Frage, welches der verschiedenen Systeme am effektivsten ist.

Wie bei allem im Leben gibt es aber bei jedem System Vor- und Nachteile, so dass ein System nicht besser ist als das andere, sondern nur für jeden individuell spezifisch. Wie effektiv das Training mit freien Gewichten, dem eigenen Körpergewicht und Maschinen dann schließlich ist, hängt von der eigenen Zielsetzung und den gegebenen Voraussetzungen ab.

Freie Gewichte

Übungen mit freien Gewichten sind Übungen, bei denen zusätzliche Gewichte, meist mit einer Lang- oder Kurzhantel, genutzt werden. Die Gewichte werden dabei nicht geführt und müssen durch die eigene Muskelkraft bewegt werden.

Vorteile von freien Gewichten

- Natürliche Bewegungen
- Imbalancen müssen durch Hilfsmuskulatur ausgeglichen werden
- Funktional und koordinativ anspruchsvoll
- Gewichte können stufenweise erhöht werden
- Komplexe und isolierende Bewegungen möglich
- Fitnessstudio nicht zwingend notwendig

Nachteile von freien Gewichten

- Höheres Verletzungsrisiko
- Nicht geführte Bewegung ist für Anfänger schwerer zu erlernen
- Nicht alle Bewegungen können isoliert werden
- Bei einigen Übungen ist ein Trainingspartner nötig

Geräte

Übungen an Geräten sind Übungen, bei denen das Gewicht geführt wird. Dadurch wird das Gewicht zum Teil nicht vom Muskel, sondern vom Gerät selbst stabilisiert, und es wird eine genaue Bewegungsrichtung vorgegeben.

Vorteile von Geräten und Maschinen

- Einfacher zu erlernen, vor allem für Anfänger geeignet
- Niedrigeres Verletzungsrisiko
- Bessere Isolation von Muskeln und Bewegungen möglich
- Man benötigt meist keinen Trainingspartner
- Gewichte können stufenweise erhöht werden

Nachteile von Geräten und Maschinen

- Unnatürliche, nicht funktionale Bewegung
- Geringerer koordinativer Anspruch
- Teurer (meist nur mit Fitnessstudiovertrag verfügbar)
- Limitierter Bewegungsradius
- Maximale Gewichtsgrenzen bei vielen Geräten
- Kann Dysbalancen begünstigen
- Weniger Kalorienverbrauch pro Zeit als bei freien Gewichten und Bodyweight Übungen

Bodyweight Übungen

Bodyweight Übungen verwenden nur die Schwerkraft und das eigene Körpergewicht, um eine Trainingsintensität zu erzeugen. Es wird kein Equipment benötigt und man braucht keine zusätzlichen Gewichte.

Vorteile Bodyweight Übungen

Auf die Vorteile bin ich bereits in einem vorherigen Kapitel eingegangen, hier sind sie jedoch nochmals zum Vergleich.

- Unkomplizierte Bewegungen, da an Alltagsbewegungen orientiert
- Preiswerter, da kein Equipment benötigt wird
- Ortsunabhängig = kann überall durchgeführt werden
- Natürliche Bewegungen = hoher Transfer zu Alltagsbewegungen
- Komplex = koordinative Herausforderung
- Zeiteffizienteres Training, da mehr Muskulatur pro Zeit trainiert wird
- Ausgleich von muskulären Dysbalancen
- Geringere Verletzungsgefahr

Nachteile von Bodyweight Übungen

- Weniger subjektiv empfundener Pump in den einzelnen Muskeln
- Meist keine Isolation von Muskeln möglich
- Gewichtsintensität kann nur schwer progressiv eingestellt werden
- Einige Übungen sind schwerer zu erlernen
- Mehr Durchhaltevermögen nötig (Fortgeschrittene Übungen benötigen Jahre des Trainings)

Welche Art des Trainings ist die beste

Bodyweight Übungen haben viele Vorteile. Freie Gewichte und Geräte aber auch. Ebenso bringen alle Systeme ihre Nachteile mit sich, weshalb jeder für sich selbst entscheiden muss, welche Art des Trainings für ihn optimal ist.

Für einen Anfänger, der weder Geld für Equipment noch für ein Fitnessstudio ausgeben will, sind Bodyweight Übungen vollkommen ausreichend.

Wer mit gesundheitlichen, vor allem orthopädischen Beschwerden zu kämpfen hat und bereit ist, ein paar Euro zu investieren, sollte sich in einem Fitnessstudio umsehen und die Geräte nutzen.

Wer hingegen gerne mit zusätzlichen Gewichten trainiert und zu Hause oder im Studio Sport treiben will, kann auf freie Gewichte zurückgreifen.

31 Morgens oder abends bewegen – Die beste Zeit zum Sport treiben

Die beste Zeit für den Sport existiert. Jedoch ist sie für jeden Menschen eine andere.

Verschiedene Studien deuten darauf hin, dass Bewegung nachmittags in der Zeit von 16–18 Uhr optimal für die meisten Menschen ist und bis zu 5 % effektivere Ergebnisse bieten kann.

Ursachen für diese effektiveren Ergebnisse waren nach Angaben der Studienleiter die Tatsache, dass die Teilnehmer zur Nachmittagszeit zum einen wacher und aufmerksamer waren und deshalb intensiver und konzentrierter Sport treiben konnten, zum anderen konnte aber auch festgestellt werden, dass während dieser Tageszeit die Körpertemperatur ihren natürlichen Höchststand erreicht. Dadurch wird die Muskulatur gut durchblutet und kann so stärker belastet werden.

Allerdings lassen die Studienergebnisse auch einfach nur den Schluss zu, dass die Probanden die besten Ergebnisse mit dem Sport erzielen konnten, wenn sie besonders aufmerksam und konzentriert waren und ihre Körpertemperatur optimal erwärmt wurde.

Diese Faktoren sind jedoch nicht zwangsläufig von der Tageszeit abhängig und schon gar nicht für alle Menschen gleich.

Die beste Zeit für Dich

Was die Studien immerhin zeigen konnten, ist, dass Du, um für Dich die optimale Zeit zu finden, nach dem Abschnitt des Tages suchen musst, an dem Du am konzentriertesten bist und Deine Körpertemperatur seinen optimalen Zustand erreicht hat.

Diese Faktoren sind wiederum von 4 großen Einflüssen abhängig:

1.   Dein persönlicher Tagesablauf

Gestresst zum Sport zu hetzen trägt nicht gerade zu einer optimalen Konzentration während des Sports bei. Spät am Abend in erschöpftem Zustand Sport zu treiben ganz sicher ebenso wenig.

Finde also einen Zeitpunkt, an dem Du vom Alltag abschalten kannst und möglichst viel Energie für Bewegung zur Verfügung hast.

2. Schlaf

Morgens 2 Stunden eher aufzustehen, um zum Sport zu gehen, ist zwar ein Zeichen von Disziplin, aber auch suboptimal.

Wann immer man die Schlafzeit reduziert, um mehr zu trainieren oder Sport, Job und Familie unter einen Hut zu bringen, ist der Trainingseffekt nicht so stark ausgeprägt wie er es sein könnte.

3. Deine Ernährung

Je mehr Dein Körper mit der Verdauung beschäftigt ist, desto mehr Blut zirkuliert im Magen-Darm-Trakt und desto weniger kann zur Versorgung Deiner Muskeln eingesetzt werden.

Andererseits ist es aber hinderlich, hungrig zum Sport zu gehen, da so die nötigen Nährstoffe zur Bereitstellung der Energie fehlen.

Finde auch hier einen vernünftigen Kompromiss, bei dem Du ausreichend mit Nährstoffen versorgt bist, ohne Dich zu „überfressen".

4. Dein Biorhythmus

Jeder Mensch lebt in einem für ihn individuellen Tages- und Nachtrhythmus (circadianer Rhythmus). Dieser

Rhythmus hat großen Einfluss auf die Herzfrequenz, den Stoffwechsel, den Blutdruck und die Konzentration.

Ungefähr 15 % aller Menschen sind Nachtmenschen, manche von ihnen, ohne es zu wissen. Auch wenn man vielleicht nicht zu diesen 15 % gehört, verschiebt sich für jeden Menschen der Tageszeitpunkt, an dem er optimal konzentriert ist, individuell, auch für Dich.

Experimentiere daher mit verschiedenen Tagesabläufen und finde den, der Deinem Biorhythmus entspricht.

Zu welcher Tageszeit Sport treiben?

Unabhängig von Deinen persönlichen Einflüssen hat Sport zu unterschiedlichen Tageszeiten verschiedene Vor- und Nachteile. Probiere am besten jede Tageszeit für ca. 2 Wochen aus und entscheide anschließend, ob die entsprechende Tageszeit für Dich die richtige ist.

5 – 9 Uhr

Morgens Sport – Vorteile

- Direkt am Anfang des Tages zu trainieren gibt einem ein gutes Gefühl für den Rest des Tages
- Man hat bereits früh eines seiner Tagesziele erreicht
- Sport am Morgen gibt einem mehr Energie für den Tag

- Es ist in der Regel einfacher, sich morgens zum Sport aufzuraffen als nach dem Feierabend
- Ein Fitnessstudio ist morgens sehr viel leerer, weshalb Du Dein Workout einfacher durchziehen kannst, da Du nicht an Geräten und Stationen warten musst
- Im Sommer ist es morgens angenehmer, da die Temperaturen noch nicht zu extrem sind

Morgens Sport – Nachteile

- Du hast meist weniger Energie, da Stoffwechsel und Herz-Kreislauf-System noch nicht auf vollen Touren laufen
- Die Muskeln und Gelenke sind steif, da Du Dich noch nicht viel bewegt hast
- Für Langschläfer sehr schwer umzusetzen
- Meist keine Kurse in Vereinen und Studios
- Man muss abends früher ins Bett, um morgens früh rauszukommen und dennoch ausreichend Schlaf zu bekommen

9 – 15 Uhr

Vormittags und mittags Sport – Vorteile

- Du kannst eventuell Deine Mittagspause bei der Arbeit nutzen
- Dein Körper ist bereits aufgewärmt durch die Bewegungen im Alltag
- Du hast noch genügend Energie und Konzentration zur Verfügung

- Es gibt Dir einen Energie-Schub für die zweite Hälfte des Tages

Vormittags und mittags Sport – Nachteile

- Den meisten Menschen fehlt die Zeit für Sport
- Schwierig beim Sport vom Alltag abzuschalten
- Ein hartes Training kann anschließend nicht angemessen regeneriert werden
- Im Sommer bei großer Hitze nicht empfehlenswert
- Im Zusammenhang mit einem größeren Mittagessen nicht zu empfehlen

15 – 19 Uhr

Nachmittags Sport – Vorteile

- Für die meisten Menschen der optimale Trainingszeitpunkt
- Der Alltag ist in der Regel abgeschlossen und nimmt Dir nicht mehr Deine Konzentration
- Hilft beim Stressabbau

Nachmittags Sport – Nachteile

- Das Fitnessstudio ist voll
- Es ist schwieriger, sich am Feierabend noch für Sport aufzuraffen
- Im Sommer kann es immer noch zu heiß sein
- Familiäre Verpflichtungen können zum terminlichen Hindernis werden

19 – 24 Uhr

Abends Sport – Vorteile

- Du kannst intensiver trainieren, da Du direkt danach regenerieren kannst
- Hilft bei Schlafproblemen
- Das Fitnessstudio ist schon wieder leerer
- Angenehme Temperaturen im Sommer

Abends Sport – Nachteile

- Kann das soziale Leben beeinträchtigen
- Die Motivation für Sport ist hier besonders niedrig
- Zu intensives Training kann den Schlaf behindern
- Öffnungszeiten mancher Fitnessstudios können zum Problem werden

24 – 6 Uhr

Nachts Sport – Vorteile

- Leeres Fitnessstudio garantiert
- Für Nachtaktive perfekt
- Keine terminliche Belastung durch den Alltag

Nachts Sport – Nachteile

- Nichts für Tagmenschen
- Öffnungszeiten der Studios sind ein Problem
- Vereine und Studios bieten keine Kurse mehr an

- Für die meisten Menschen kaum mit dem Alltag kombinierbar
- Im Winter sehr kalt (Hin- und Rückweg bzw. Training draußen)
- Es fehlt meist Energie und Motivation

Wie Du siehst gibt es viele Merkmale, die es bei der Trainingszeit zu berücksichtigen gilt. Entscheidend ist aber immer Deine zuvor erwähnte Situation. Denn selbst der optimale Aktivierungsgrad Deines Körpers bedeutet langfristig gar nichts, wenn Du es zeitlich einfach nicht schaffst, zur für den Körper optimalen Uhrzeit Sport zu treiben, zu trainieren oder Dich einfach zu bewegen.

SCHRITT 5 – DRANBLEIBEN

Nachdem Du im ersten Schritt das Abnehmen verstanden, im zweiten Schritt Deinen Lifestyle verändert, im dritten Schritt Deine Ernährung umgestellt und im letzten Abschnitt Deine Bewegung optimiert hast, kümmern wir uns nun um den Schritt, den die meisten Menschen vergessen und der vielleicht der wichtigste Schritt ist, um den berühmten Jo-Jo-Effekt zu vermeiden. Im letzten Schritt dieses Buches geht es darum, dranzubleiben und das Traumgewicht zu halten.

32 Idealgewicht erreicht! Wie geht es weiter?

Wie oft hattest Du schon ein paar Kilo abgenommen, nur damit sie wenige Wochen später wieder drauf waren? Wie oft schon haben sie auch gleich noch ein paar zusätzliche Kilos mitgebracht?

Das Idealgewicht zu erreichen ist eine Leistung, die man nicht hoch genug einordnen kann, aber die noch viel größere Herausforderung beginnt erst dann, wenn man sein Traumgewicht erreicht hat. In den bisherigen Kapiteln hast Du jedoch bereits die Grundlage geschaffen, auch diese Herausforderung zu meistern.

Zu Beginn haben wir uns nämlich darum gekümmert, zu verstehen, was Diäten sind, warum wir ein Hungergefühl haben und wie man mit logischen Prinzipien und Denkweisen ans Abnehmen herangehen muss. Genau die gleichen Prinzipien haben natürlich auch ihre Gültigkeit, nachdem man sein Traumgewicht erreicht hat.

Danach haben wir uns darum gekümmert, den Einfluss des Lifestyles unter die Lupe zu nehmen. Die dort erworbenen Kenntnisse bleiben bestehen und sind auch jetzt Gold wert.

Anschließend ging es um Ernährung und wie man sie umstellen sollte, um dauerhaft Erfolge erzielen zu können. Wenn Du Dich an die dortigen Prinzipien gehalten hast, hast Du Mittel und Wege kennengelernt, die auch jetzt noch funktionieren und die Dir dabei helfen werden, Dein Traumgewicht ein Leben lang halten zu können.

Im letzten Kapitel haben wir uns dann schließlich mit der Bewegung befasst. Auch hier haben wir kein 30-Tage-Programm für schnellen Erfolg verwendet, sondern eine langfristige, im Idealfall sogar lebenslange Methode benutzt.

Du weißt jetzt: Wenn man nicht versucht, das Abnehmen zu verstehen, kommt man nach dem Erreichen des Traumgewichts einfach nicht mehr weiter. Wenn man seinen Lifestyle nur auf ein kurzfristiges Ziel ausrichtet, kann man ihn nicht langfristig diesem Ziel anpassen. Wenn man seine Ernährung von einer Diät bestimmen lässt, kann man sie nicht ein Leben lang durchhalten. Und wenn man seine Bewegung an einem 30 Tage dauernden oder einem anderen kurzfristigen Programm orientiert, wird man nicht dauerhaft sein Idealgewicht halten können.

Aber wenn Du die Prinzipien aus diesem Buch angewandt hast, dann sind Abnehmen und Traumgewicht halten ganz einfach. Denn beides funktioniert nach den gleichen Prinzipien und Methoden.

Teil 2

Los geht's - Dein optimaler Abnehmplan (in 5 Schritten)

Im folgenden zweiten Teil des Buchs findest Du einen Handlungsplan, der sich an den Prinzipien und Schritten in diesem Buch orientiert und Dir einen spezifischen Abnehmplan an die Hand geben wird, den Du nur mit individuellem Inhalt füllen und anschließend umsetzen musst.

Nimm Dir jetzt Stift und Papier und los geht's!

Schritt 1 - Abnehmen verstehen

1. Was hat bisher nicht funktioniert und warum nicht?

Notiere Dir jetzt alles, was Du bisher ausprobiert hast. Schreibe es in eine Liste untereinander. Welche Diäten hast Du bereits ausprobiert? Welche Sportarten? Warst Du schon einmal in einem Fitnessstudio? Hast Du Aerobickurse ausprobiert? Stehen Ausdauergeräte bei Dir im Keller, die Du nie benutzt hast? Hast Du bereits Pillen, Shakes, Kapseln, Pulver, vielleicht sogar Hormone ausprobiert? Denke an alles, was mit dem Abnehmen zu tun hat.

Nachdem Du diese Liste fertig hast, schreibst Du rechts neben jeden einzelnen Punkt auf Deiner Liste, warum Du glaubst, dass diese Sache Dir nicht dauerhaft dabei helfen konnte, abzunehmen.

2. Warum Diäten nicht funktionieren können

Lies Dir am besten Kapitel 2 über den Unsinn von Diäten erneut durch. Anschließend nimmst Du alle Diätratgeber, Zeitschriften und Magazine über Ernährung und Diäten aus Deinen Schränken und wirfst sie weg. Sie helfen weder Dir noch sonst jemandem dabei, Fettmasse zu reduzieren und das Traumgewicht zu halten.

3. hCG-Diät und Hormontherapien

Auch hier empfehle ich Dir, das dritte Kapitel erneut zu überfliegen. Falls Du Hormone oder andere „Wundermittel" zum Abnehmen im Haushalt hast, dann lasse ihnen dasselbe Schicksal zukommen , dass bereits die Diätratgeber ereilten. Wirf sie einfach weg. Sie helfen Dir nicht und verschwenden nur Geld und Energie und schaden sogar Deiner Gesundheit.

4. Den Hunger verstehen

Notiere Dir von nun an immer, was Du isst und eine genaue Uhrzeit direkt daneben (Bsp. Schokoriegel – 18:42). Das nächste Mal, wenn Du Hunger hast, siehst Du Dir diese Liste wieder an und achtest darauf, was Du zuletzt gegessen hast und wie lange es her ist, dass Du es gegessen hast. Ich bin mir sicher, dass Du direkt merken wirst, dass Du immer dann schnell wieder Hunger bekommst, wenn Du vorher etwas gegessen hast, dass Dein Körper nicht wirklich gebraucht hat (wie z. B. den Schokoriegel um 18:42).

5. Das Ziel am Anfang vor Augen (Goalsetting)

Nun sollst Du Dein persönliches Ziel finden. Halte Dich dabei einfach an folgenden Ablauf und ergänze Dein Ziel oder verändere es bei Bedarf immer mal wieder.

Das Ziel definieren

Was genau möchtest Du erreichen? Wie sieht Dein Traumgewicht aus?

Bsp.: Ich nehme 12 kg ab, um mein Traumgewicht von 65 kg zu erreichen.

Ausmaß definieren

Bis wann willst Du dieses Ziel erreichen? Lege hier einen genauen zeitlichen Rahmen fest.

Bsp.: Ich nehme 12 kg bis zum (Datum einfügen) ab, damit ich innerhalb von 6 Monaten mein Traumgewicht von 65 kg erreicht habe.

Grund definieren

Warum möchtest Du abnehmen? Deine Motivation ist?

Bsp.: Ich nehme 12 kg bis zum (Datum einfügen) ab, damit ich innerhalb von 6 Monaten mein Traumgewicht von 65 kg erreicht habe, weil ich bis dahin in das rote Abendkleid passen will, dass ich mir zwei Nummern kleiner gekauft habe.

Methode bestimmen

Wie erreichst Du Dein Ziel? Hierfür ist dieses Buch da. Folge einfach alle weiteren Schritten Deines individuellen Abnehmplans und komme dann zu diesem Punkt zurück und fülle ihn mit konkretem Inhalt. Für den Augenblick reicht die Formulierung im Beispiel aus.

Bsp.: Ich nehme 12 kg bis zum (Datum einfügen) ab, damit ich innerhalb von 6 Monaten mein Traumgewicht von 65 kg erreicht habe, weil ich bis dahin in das rote Abendkleid passen will, dass ich mir zwei Nummern kleiner gekauft habe. Dafür setze ich alle Übungen in diesem Buch um, damit ich meinen persönlichen Abnehmplan erstellen und ihn anschließend befolgen kann.

Belohnung und Bestrafung bestimmen

Womit belohnst Du Dich, wenn Du Dein Ziel erreicht hast? Womit bestrafst Du Dich, wenn Du es nicht erreicht hast?

Bsp.: Ich nehme 12 kg bis zum (Datum einfügen) ab, damit ich innerhalb von 6 Monaten mein Traumgewicht von 65 kg erreicht habe, weil ich bis dahin in das rote Abendkleid passen will, dass ich mir zwei Nummern kleiner gekauft habe. Dafür setze ich alle Übungen in diesem Buch um, damit ich meinen persönlichen Abnehmplan erstellen und ihn anschließend befolgen kann. Wenn ich das schaffe, belohne ich mich mit einem schönen Urlaub in der Karibik. Falls ich es nicht schaffe, werde ich meinen Fernseher verschenken.

6. Fortschritte messen

Besorg Dir ein kleines Heft, in dem Du von nun an das Datum, Dein Gewicht, Deine Ernährung, Deine

Aktivitäten und Deine Gedanken festhältst. Dieses Heft dient als Messinstrument für Deine Fortschritte und hilft Dir dabei, Dich auf Veränderungen einzustellen und Deinen Abnehmplan immer weiter zu verfeinern.

Schritt 2 - Lifestyle verändern
7. Gewohnheiten schaffen

Um eine Gewohnheit zu etablieren, muss man „klein anfangen". Such Dir von den folgenden Dingen jeweils eine Sache aus und beginne damit, eine neue Gewohnheit zu etablieren:

Ernährung - Nimm jeden Tag einen Apfel mit zur Arbeit statt des Schokoriegels, trink morgens ein Glas Wasser direkt nach dem Aufstehen, iss nur noch die halbe Tafel Schokolade beim Fernsehen, lass die Cola freitags weg.

Bewegung – Nimm den Aufzug nur noch nach oben, geh einen 5-minütigen Umweg zur Arbeit, mache 10 Push-ups nach dem Aufstehen, mache 10 Kniebeugen (Squats) vor jeder Mahlzeit, fahr immer montags mit dem Rad zur Arbeit.

Deine eigenen kleinen Dinge – Was fällt Dir selbst noch ein, dass Du mit geringem Aufwand jeden Tag machen kannst, um Dein Ziel zu erreichen?

Mache Dir jedes Mal, wenn Du diese kleine Sache geändert hast, klar, warum Du es machst und denke darüber nach, wie Du Dich belohnen kannst, wenn Du Deine Gewohnheit verändert hast, und wie Du Dich eventuell bestrafen musst, wenn Du nicht an ihr festgehalten hast.

8. Äußere Einflüsse

Wetter

Überlege vorher, wie Du Dich im Sommer bewegen kannst. Wie sieht Dein alternativer Plan für einen heißen, schwülen Sommertag aus? (Schwimmbad? Sport im Park?)

Wie sieht Dein Sportprogramm an einem verregneten Tag aus? (Macht Joggen noch Spaß? Willst Du vielleicht zu Hause trainieren?)

Was kannst Du im Winter machen, wenn es draußen zu kalt ist? (Sport im Gym? Sport in der Vereinshalle?)

Kosten

Überlege vorher, welche Sportarten, Programme und Ernährungsphilosophien Du finanziell umsetzen kannst. Ist das Nobelstudio um die Ecke zu teuer, reicht vielleicht auch der Discounter ein paar Blocks weiter. Sind die organischen Lebensmittel vom Biobauern zu teuer, so sind für den Moment vielleicht auch die Lebensmittel aus dem Supermarkt ausreichend.

Zeit

Plane die Zeit für Ernährung (Vorbereiten, Kochen, Einkaufen) und Bewegung ein. Wann hast Du genug Freiraum für Deine Gesundheit?

Ablenkungen

Denke schon jetzt über einen Alternativplan nach, wenn eine Ablenkung bevorsteht. Wie sieht Deine Ernährung im Urlaub aus? Wie kannst Du Dein Sportprogramm auch in einer anderen Stadt durchziehen? Wie schaffst Du es noch zum Sport, wenn Du wieder Überstunden machen musstest?

Familie und Freunde

Wer kann im Familien- und Freundeskreis zum Mitstreiter werden? Wer unterstützt Dich und wer hindert Dich vielleicht nur daran, Dein Ziel zu erreichen?

Umgib Dich wenn möglich von nun an nur noch mit Menschen, die Dir helfen oder die sogar ebenfalls abnehmen wollen.

Krankheiten

Selbst bei einer kleinen Erkältung solltest Du den Sport ausfallen lassen und darüber nachdenken, zum Arzt zu gehen. Denn eine Krankheit ist immer auch ein Zeichen dafür, dass der Körper zu sehr belastet wurde.

9. Das 80/20 Prinzip

Sieh Dir nochmals Dein großes Endziel an. Sind es vielleicht 5 kg weniger? 10 kg? 20 kg? Mehr?

Stell Dir vor, wie Du Dich fühlen würdest, nachdem Du Dein Ziel erreicht hast. Sieh Dich selbst vor Augen mit

Deinem Traumgewicht und spüre, wie anders Dein Körper jetzt reagiert, wenn Du Dich bewegst, wenn Du isst, trinkst, schläfst, sitzt, liegst.

Nun nimm die Anzahl der Kilos, die Du noch abnehmen musst, um Dein Zielgewicht zu erreichen, und multipliziere diese Zahl mit 80 % (Bsp.: 5 kg wären 5 x 80 % = 4 kg).

Stell Dir jetzt vor, wie Du aussiehst und Dich anfühlst, wenn Du 80 % der Kilos verloren hast, die Du verlieren willst. Fühlt sich das so viel anders an, als Dein Traumgewicht zu 100 % erreicht zu haben?

Wie Du siehst kannst Du mit dem Paretoprinzip schon eine Menge bewirken. Und das Beste daran ist, dass Du für die 80 % Gewichtsverlust nur 20 % Aufwand betreiben musst.

Wann immer Du also etwas Neues in Deinen Abnehmplan integrierst, solltest Du über das 80/20 Prinzip nachdenken.

10. Der Cheat Day

Dass eine gesunde Ernährung und ein intensives Bewegungsprogramm keinen dauerhaft abstinenten Lebensstil bedeuten müssen, weißt Du inzwischen. Mit dem Cheat Day ist es sogar möglich, all das zu essen, was man möchte, und sich auch einfach mal für einen Tag auf die Couch zu setzen und zu entspannen.

Such Dir jetzt einen Tag in der Woche aus, an dem Du nicht auf Ernährung, Sport und Gewicht achtest. Dies ist Dein Cheat Day, und an dem Tag kannst Du essen und machen, was Du willst.

11. Zeit finden

Mache am besten jetzt eine Liste der Aktivitäten, die Du auf jeden Fall am Tag erledigen musst. Danach notierst Du die Dinge, die Du gerne machst, und schließlich die Sachen, die Du gerne machen würdest, wenn Du Zeit dafür hättest.

- In Kategorie 1 findest Du wahrscheinlich Dinge wie Arbeit, Putzen, Familie, Arztbesuche, etc.
- In Kategorie 2 sind bestimmt Sachen gelandet wie Fernsehen, Computerspielen, ein Buch lesen, etc.
- Und in der letzten Kategorie sind dann die Dinge gelandet, die man immer wieder aufschiebt. Also die Garage entrümpeln, einen lang ersehnten Urlaub machen, Abnehmen etc.

Neben all diesen Dingen solltest Du Dir jetzt eine Wertigkeit notieren, welche die Priorität dieser Sache kennzeichnet. Wenn etwas zwingend gemacht werden muss, bekommt es die Wertigkeit 1. Die Dinge, die am wenigsten nötig sind, erhalten eine 10. Alles andere wird dazwischen einsortiert.

Sieh Dir jetzt Deine Liste an und sortiere die Dinge darauf nach ihrer Wertigkeit. Beginne oben mit allem, was eine Priorität von 1 besitzt und ende unten mit allen Dingen, die eine Wertigkeit von 10 haben. Ich bin mir sicher, dass Deine Gesundheit eine viel höhere Priorität besitzt, als Du ihr bisher zugestanden hast.

Jetzt musst Du nur noch Deinen Tag nach dieser Rangliste ausrichten. Zuerst werden die höchsten Prioritäten verplant, danach die zweithöchsten, dritthöchsten etc.

Natürlich kannst Du von Zeit zu Zeit diese Rangliste ergänzen oder neu ausrichten. Aber unabhängig davon, was noch hinzukommt und was rausfällt, ist Deine Gesundheit immer etwas, dass sehr weit oben landen wird und damit auch etwas, für das Du Dir die notwendige Zeit nehmen solltest.

12. Mitstreiter finden

Mach Dich nun auf die Suche nach Mitstreitern:

1. Die Familie

Eltern, Geschwister, Tanten, Onkel, der Schwager, Cousinen, ...

2. Freundeskreis

Enge Freunde, Bekanntenkreis, Freunde von Freunden, Facebook-Freunde, ...

3. Sportvereine und Fitnessstudios

Im Verein, im Studio, im Sportkurs, beim Joggen, beim Fußball im Park, ...

4. Diät- und Kochgruppen

Kochkurse, Diätkurse, Abnehmgruppen, Tandempartner, ...

5. Internetgruppen

Facebook, Meetup-Gruppen, Diätforen, Abnehmforen, Sportpartner in deiner Stadt, ...

13. Der Arzt

Mache jetzt einen Termin bei Deinem Hausarzt und lass Blutwerte und allgemeine orthopädische Parameter checken.

Frage ihn auch, wie er eine Ernährungsumstellung und ein Bewegungsprogramm für Dich einschätzen würde. Worauf solltest Du besser verzichten? Was wäre optimal für Dich? Wann solltest Du zu Kontrolluntersuchungen wiederkommen?

14. Müdigkeit und Verletzungen

Oberste Regel bei Ernährung und Sport ist es, bei Verletzungen und Erkrankungen einen Gang rauszunehmen. Auch Müdigkeit ist ein Zeichen dafür, dass Du Deinem Körper nicht genügend Erholung gegönnt hast.

Wann immer sich also gesundheitliche Probleme ankündigen, musst Du auf die Signale des Körpers hören.

Schritt 3 - Ernährung verändern
15. Die einfachen Sachen zuerst

Fang mit den einfachen Sachen an:

- Trink Wasser statt Cola, Bier oder Eistee
- Iss natürliche Lebensmittel wie Obst, Gemüse, Fleisch, Fisch, Eier, etc.
- Vermeide unnatürliche Lebensmittel wie Fertiggerichte, Fast Food, etc.
- Reduziere Süßes auf den Cheat Day
- Denk an das Paretoprinzip und fang klein an

16. Weniger Kohlenhydrate oder weniger Fett?

Fette, Kohlenhydrate und Proteine sind weder schlecht noch gut. Sie sind jedoch alle notwendig für unseren Stoffwechsel. Jeder dieser Makronährstoffe erfüllt eine Funktion, die lebensnotwendig ist und nicht durch einen der anderen Makronährstoffe vollständig erfüllt werden kann. Wir als Menschen müssen daher alle drei Makronährstoffe konsumieren, um funktionsfähig und damit gesund zu sein und zu bleiben.

Ungesund sind die Fette, die unnatürlich sind (Transfette in Süßem oder einfache Fette in Fast Food). Ungesund sind die Kohlenhydrate, die unnatürlich sind (Einfachzucker in Süßem wie Cola). Ungesund sind die Proteine, die unnatürlich sind (Isolierte Proteine in Supplements).

Es geht also wieder nur darum, Unnatürliches zu vermeiden und auf natürliche Lebensmittel zu setzen. Gehe daher jetzt Deinen Kühlschrank, Deine Schränke und Deine Einkaufsliste durch und entferne alles Unnatürliche.

17. Wasser als Supplement

Trink morgens nach dem Aufstehen das erste Glas Wasser. Danach solltest Du jede Stunde ein weiteres Glas trinken. Ob Du individuell mehr oder weniger brauchst, erkennst Du an der Farbe Deines Urins. Ist er klar und hell, trinkst Du eine ausreichende Menge Wasser. Ist er dunkler, solltest Du mehr trinken.

Als grobe Faustregel gilt jedoch: Täglich ca. 30–40ml Wasser pro kg Körpergewicht.
Bsp.:

- bei 50 kg Körpergewicht pro Tag,   2 Liter Wasser
- bei 75 kg Körpergewicht Wasser pro Tag und   2,5–3 Liter
- bei 100 kg Körpergewicht Wasser pro Tag.   3,5–4 Liter
- zusätzlich 0,5 Liter Wasser je 30 min körperlicher Belastung

18. Wenige Mahlzeiten oder viele kleine

Überlege Dir jetzt, wie Du Deine Ernährung sinnvoll in Deinen Alltag integrieren kannst. Kannst Du Dir die Zeit nehmen, 5-mal pro Tag etwas zu essen, oder hast Du wenige Pausen bei der Arbeit und zu Hause ist es auch stressig, so dass Du nur 2-mal pro Tag Zeit für eine vernünftige Mahlzeit findest?

Denk nicht darüber nach, was laut Experten sinnvoller ist, sondern mach das, was für Dich sinnvoller ist.

19. Nikotin und Alkohol

Rauchen und Trinken solltest Du ohne Wenn und Aber aufgeben. Zwar gibt es immer noch den Cheat Day, falls Du wirklich nicht anders kannst, aber sowohl Nikotin als auch Alkohol haben keinen Nährwert für den Körper und sind daher nichts anderes als Gift.

20. Kalorien zählen

Wie bereits in Kapitel 20 erklärt, ist es nicht notwendig, Kalorien zu zählen, aber wenn es für Dich funktioniert, ist es hilfreich.

Entscheide daher jetzt für Dich, ob Du Kalorien zählen möchtest oder nicht. Falls ja, halte Dich einfach an folgenden Ablauf:

DEN GRUNDUMSATZ BERECHNEN

FÜR MÄNNER:

Grundumsatz [kcal/24 h] = 66,47 + 13,7 × Körpergewicht [kg] + 5 × Körpergröße [cm] - 6,8 × Alter [Jahre]

FÜR FRAUEN:

Grundumsatz [kcal/24 h] = 655,1 + 9,6 × Körpergewicht [kg] + 1,8 × Körpergröße [cm] - 4,7 × Alter [Jahre]

Beispiel: Ein Mann wiegt 80 kg, bei einer Größe von 1,82 m und ist 32 Jahre alt

$$66,47 + 13,7*80 + 5*182 - 6,8*32 = 1854,87$$
(macht etwa 1855 kcal/Tag)

DEN LEISTUNGSUMSATZ BERECHNEN

PAL FÜR VERSCHIEDENE TÄTIGKEITEN:

   1,2 nur sitzend oder liegend

   1,4–1,5 sitzend, kaum körperliche Aktivität

   1,6–1,7 sitzend, gehend und stehend

   1,8–1,9 hauptsächlich stehend und gehend

   2,0–2,4 körperlich anstrengende Arbeit

Beispiel: Ein Angestellter arbeitet 8 Stunden pro Tag im Büro (Faktor 1,4) und macht ca. eine Stunde am Tag

Sport (Faktor 2,0). Er kümmert sich 3 Stunden am Tag um seinen Haushalt (Faktor 1,6), sieht 4 Stunden TV (Faktor 1,2) und schläft 8 Stunden (Faktor 1,2):

$$8x1,4 + 1x2,0 + 3x1,6 + 4x1,2 + 8x1,2 = 32,4$$

$$32,4/24 = 1,35 \text{ (PAL-Wert)}$$

Leistungsumsatz = PAL-Wert – 1,0

$$0,35x1855 = 649,25 \text{ (macht etwa 650 kcal)}$$

DEN GESAMTUMSATZ BERECHNEN

Gesamtumsatz = Grundumsatz + Leistungsumsatz

Beispiel: In unserem Beispiel ergibt sich damit folgender Gesamtumsatz:

1855 kcal + 650 kcal = 2505 kcal/Tag oder 1855 kcal x 1,35 = 2505 kcal/Tag

21. Superfoods and Smoothies

Wirf alle Smoothies und Superfoods weg. Nichts davon wirkt und nichts davon wird Dir beim Abnehmen helfen. Spar Dir in Zukunft Dein Geld.

22. Nahrungsergänzungsmittel

Dasselbe gilt für Nahrungsergänzungsmittel (oder Supplements). Somit sparst Du schon wieder viel Geld (den Kaufpreis für dieses Buch hast Du damit bereits zehnfach wieder drin).

SCHRITT 4 - BEWEGUNG VERÄNDERN
23. Kein Training heißt nicht kein Sport

Lies Dir nochmal Kapitel 23 durch, um den Unterschied zwischen Training und Bewegung zu verstehen.

24. Bewegung + Spaß = Abnehmen

Denke jetzt darüber nach, wann Du Lust auf Sport hattest, welches Training Dir gefallen hat und welche Art der Bewegung Dir Spaß gemacht hat. Gleichzeitig kannst Du auch darüber nachdenken, bei welcher Form der Bewegung Du eher Frust als Lust verspürt hast. Notiere beides auf einem Zettel, mit dem Du nun weiterarbeiten kannst.

25. Ausdauertraining oder Krafttraining zum Abnehmen

Sieh Dir nochmal Deinen Zettel an und sortiere alle Begriffe, die Du notiert hast, in zwei Kategorien. Die erste nennst Du kraftdominierte Bewegung, die andere ausdauerdominierte Bewegung. Joggen und Fußball wären zum Beispiel ausdauerdominiert und Kugelstoßen und Boxen eher kraftdominiert.

Platziere hinter alle Begriffe, die für Dich Spaß bedeuten, ein Pluszeichen und hinter alle, die eher Frust auslösen, ein Minuszeichen. Anschließend verrechnest Du Plus (+1) und Minus (-1) in jeder der beiden Kategorien miteinander.

So kannst Du herausfinden, ob Du lieber ausdauerdominierte oder kraftdominierte Bewegungen in Deinen Abnehmplan integrieren solltest. Denn die Kategorie mit einer höheren Punktzahl bedeutet für Dich mehr Spaß, weshalb es wahrscheinlicher ist, dass Du eine Bewegungsform aus dieser Kategorie dauerhaft durchziehen kannst.

Falls unter dem Strich in beiden Kategorien die gleiche Punktzahl herauskommt, probierst Du einfach in den folgenden Übungen Bewegungsformen aus beiden Kategorien aus.

26. Bewegung in einem Fitnessstudio?

Das Fitnessstudio ist eine Möglichkeit, die Bewegung zu bekommen, die man braucht, um mehr Kalorien zu verbrennen. Dabei ergeben sich die in Kapitel 26 erwähnten Möglichkeiten:

1. Krafttraining mit Geräten und Gewichten
2. Ausdauertraining mit Cardiogeräten (Crosstrainer, Radergometer, etc.)
3. Kombiniertes Kraft- und Ausdauertraining in Kursen

<u>1. Krafttraining mit Geräten und Gewichten</u>

Falls Du gerne mit Gewichten und Geräten trainieren möchtest, empfehle ich Dir folgenden Trainingsplan für die ersten zwei Monate (zusätzlich solltest Du jedes im Studio vorhandene Gerät mindestens einmal in dieser Zeit ausprobieren):

Übungen	System
Benchpress (Langhantel)	3 x 8
Deadlift (Langhantel)	3 x 8
Lat.-Pull	3 x 8
Shoulder Press (Langhantel)	3 x 8
Planks	3 x 60s (statisch Halten)

Bsp.: Benchpress – Insgesamt musst Du drei Sätze mit je 8 Wiederholungen pro Satz machen. Du machst also 8 Wiederholungen, pausierst anschließend für etwa 90s, danach folgen weitere 8 Wiederholungen und erneut 90s Pause, bis Du schließlich nochmals 8 Wiederholungen absolvierst.

Übungen

- Benchpress

Benchpress, auch Bankdrücken genannt, ist eine der Standard-Übungen im Fitnesstraining. Man kann sie sowohl mit Kurz- als auch mit Langhanteln durchführen.

Das Bankdrücken trainiert vor allem die Brustmuskulatur, aber auch Anteile der Schultermuskulatur und den Armstrecker.

Bei der Bewegungsausführung ist darauf zu achten, das Gewicht kontrolliert und gleichmäßig abzusenken bzw. hochzudrücken.

Eine Langhantel sollte mit beiden Händen in einem Abstand von ungefähr 60cm gegriffen werden.

Eine Wiederholung ist nur komplett, wenn man die Langhantel kurz vor das eigene Brustbein abgesenkt hat.

Die Streckung im Arm sollte in der Endposition immer so gewählt werden, dass die Ellenbogen noch leicht gebeugt sind, damit die Spannung immer auf der Muskulatur bleibt.

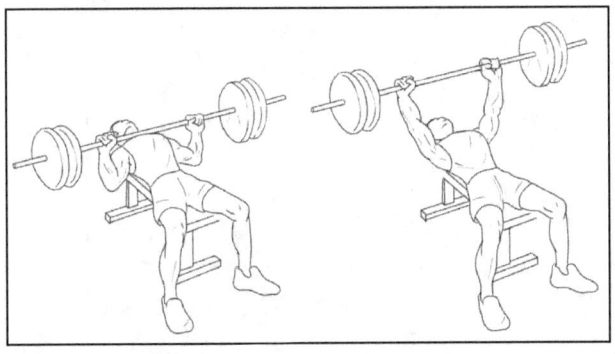

Abbildung 1 - Benchpress

- Deadlift

Für einen Deadlift nutzt man in der Regel eine Langhantel. Doch auch Kurzhanteln können alternativ verwendet werden.

In der Ausgangsposition ruht das Gewicht auf dem Boden („totes Gewicht"). Mit geradem Rücken wird nun der gesamte Körper aufgerichtet, während man die Langhantel in einem Abstand von ca. 60 cm mit den Händen greift.

Dabei ist darauf zu achten, dass die Knie nicht über die Fußspitzen hinausragen und nach vorne gerichtet sind.

Es kann helfen, die korrekte Technik auszuführen, wenn man seinen Blick während der gesamten Bewegung nach vorne und geradeaus richtet.

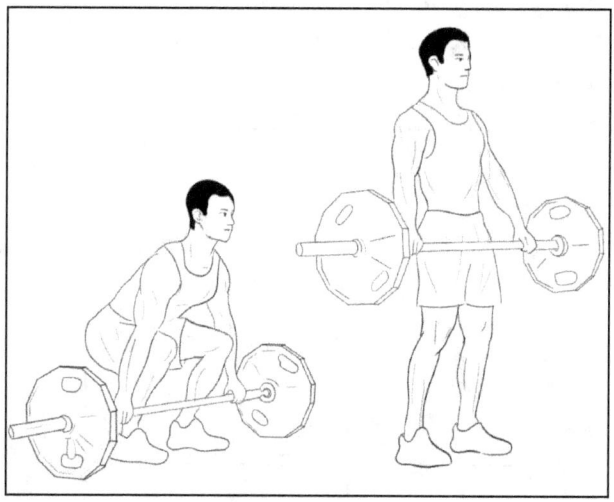

Abbildung 2 - Deadlift

- Lat.-Pull

Der Lat.-Pull gehört auch zu den Standardübungen im Kraftsport und jedes Fitnessstudio bietet einen Turm oder sogar spezielle Maschinen, um diese Übung machen zu können.

In der Ausgangsposition sitzt man mit möglichst geradem Rücken und klemmt die Knie unter ein Polster oder eine Stange (je nach Gerät und Turm) und benutzt diese als Ankerpunkt. Mit den Händen greift man nun weiter als schulterbreit auseinander und zieht die Stange anschließend kontrolliert in seinen Nacken.

Dabei sollte der Rücken weiterhin gerade und aufrecht bleiben.

Sobald man mit der Stange im Nacken angekommen ist, führt man diese wieder kontrolliert nach oben und stoppt, kurz bevor die Arme komplett gestreckt sind. Es verbleibt also eine leichte Beugung im Ellenbogen.

Die Übung trainiert vor allem Rücken- und Bizepsmuskulatur.

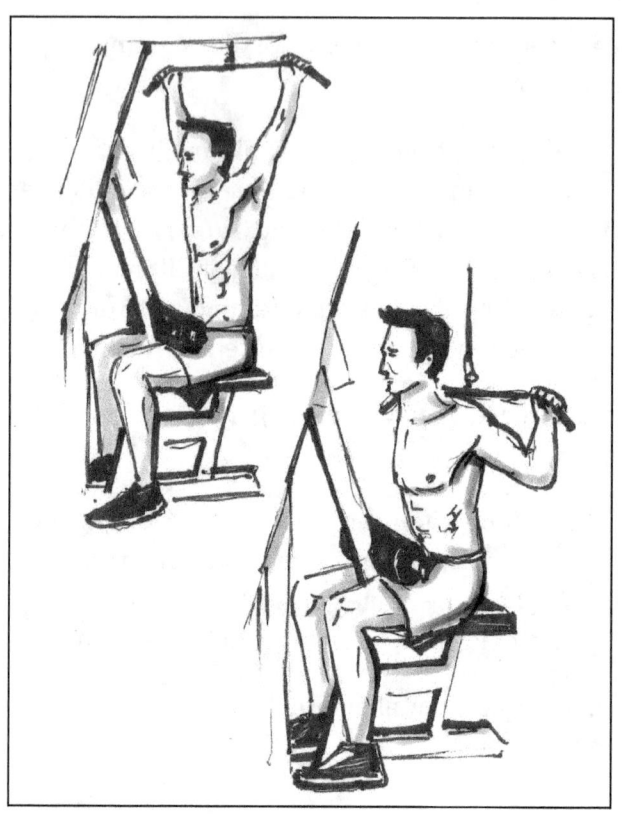

Abbildung 3 - Lat.-Pull

- Shoulder Press

Beim Shoulder Press wird vor allem die Schultermuskulatur trainiert. Doch auch Armstrecker, Bein- und Core-Muskulatur sind beteiligt.

In der Ausgangsposition ruht eine Langhantel auf Schulterhöhe. Die Knie werden leicht gebeugt und wieder gestreckt. Der Schwung, der dabei entsteht, wird auf die Stoßbewegung der Arme übertragen, bis die Langhantel über Kopf ausgestreckt wurde.

In der Endposition sind die Ellenbogen leicht gebeugt und die Knie ebenso.

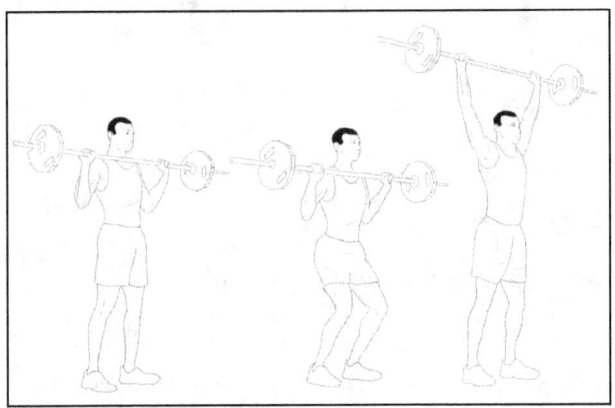

Abbildung 4 - Shoulder Press

- Plank

Der Plank wird auch manchmal als Unterarmstütz bezeichnet. Man nimmt dabei die Push-up Position ein und stützt sich anschließend auf die Unterarme.

Dabei ist darauf zu achten, dass die Ellenbogen so auf dem Boden positioniert werden, dass sie in einer senkrechten Linie mit dem Schultergelenk sind. Versuche auch darauf zu achten, das Gesäß nicht nach unten einfallen zu lassen, sondern eine saubere Linie vom Sprunggelenk bis in das Schultergelenk beizubehalten.

Um diese Übung etwas zu vereinfachen, kann man auch in der Push-up Position bleiben und sich statt auf den Unterarmen auf den Händen abstützen, wie in der Ausgangsposition des Push-ups.

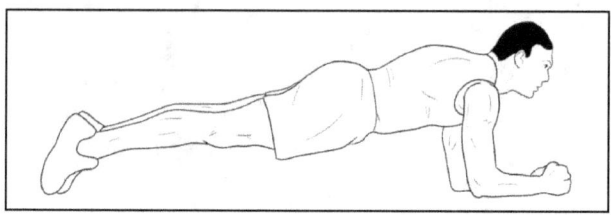

Abbildung 5 - Planks

2. Ausdauertraining mit Cardiogeräten

Das Fitnessstudio ist ein großartiger Ort, um viele verschiedene Cardiogeräte auszuprobieren. Versuche alle vorhandenen Geräte zumindest einmal zu benutzen. Falls Du Deine eigene Ausdauer als eher mittelmäßig einschätzt, kannst Du folgenden Plan (3x/Woche) auf alle Ausdauergeräte anwenden:

WK	Belastung	Pause	Intervalle-Gesamtzeit
1	1 min	2 min	4 Intervalle (4x(1+2))=12 min
2	1 min	1 min	6 Intervalle (6x(1+1))=12 min
3	2 min	1 min	5 Intervalle (5x(2+1))=15 min
4	3 min	1 min	4 Intervalle (4x(3+1))=16 min
5	5 min	1 min	3 Intervalle (3x(5+1))=18 min
6	10 min	1 min	2 Intervalle (2x(10+1))=22 min

Bsp.: Joggen auf dem Laufband (Erste Woche) – 1 min Laufen, 2 min Gehen, 4-mal wiederholen für eine Gesamtzeit von 12 min.

Folgende Cardiogeräte sind in den meisten Studios vorhanden:

- Radergometer
- Stepper
- Crosstrainer
- Ruderergometer (meist vorhanden)
- Climber (selten vorhanden)

3. Kombiniertes Kraft- und Ausdauertraining in Kursen

Du kannst natürlich Kraft- und Ausdauertraining miteinander verbinden. Beide hier vorgestellten Pläne und die entsprechenden Übungen sind problemlos miteinander kombinierbar. Achte aber darauf, zuerst das Krafttraining und erst anschließend das Ausdauertraining durchzuführen.

27. Bewegung im Verein?

Auch ein Sportverein kann Dir die Bewegung bieten, die Du brauchst. Bereits in Kapitel 27 habe ich Dir folgende Fragen präsentiert:

1. Welche Sportarten wolltest Du schon immer einmal ausprobieren?
2. Welche Sportarten siehst Du Dir gerne im Fernsehen an?
3. Von welchen Sportarten hast Du viel Ahnung?
4. Möchtest Du in einem Team Sport machen oder lieber alleine?
5. Möchtest Du gerne eine Ballsportart machen?
6. Möchtest Du gerne eine Sportart mit einem Schläger machen? Im Wasser? In der Luft?

Falls Du sie noch nicht durchgegangen bist, solltest Du es jetzt tun.

Zur Inspiration habe ich Dir hier noch eine Liste von Sportarten notiert, die in Deutschland in fast jeder größeren Stadt als Verein vertreten sind.

Ballsportarten (Team)

- Basketball
- Baseball
- Eishockey (Scheibe statt Ball)
- Fußball
- Faustball
- Handball
- Hockey
- Volleyball
- Football
- Rugby
- Frisbee (Scheibe statt Ball)

Ballsportarten (individuell)

- Badminton
- Bowling
- Golf
- Tennis
- Tischtennis
- Billard

Individualsportarten ohne Ball

- Aerobic

- Aqua-Jogging
- Turnen (Boden, Geräte)
- Boxen
- Martial Arts
- Eiskunstlaufen/Eisschnelllaufen
- Fahrradfahren/Mountainbiking
- Leichtathletik
- Inline-Skating
- Joggen
- Nordic Walking
- Pilates
- Reiten
- Tai-Chi
- Tanzen (Paarsport/Individualsport)
- Klettern
- Yoga
- Skifahren/Snowboarden
- Triathlon
- Crossfit

Wassersportarten

- Rudern/Kanu
- Schwimmen
- Schnorcheln/Tauchen
- Surfen/Windsurfen
- Wasserski
- Segeln

Luftsportarten

- Gleitschirmfliegen/Paragliding
- Skydiving

Diese Liste ist natürlich nur ein Ausgangspunkt für Deine Überlegungen. Ergänze sie mit allem, was Dir einfällt und wovon Du schon einmal gehört hast, und überlege anschließend, welche dieser Sportarten für Dich interessant sein könnten.

Mit dem Internet zur Hand findest mit Sicherheit sehr schnell einen Verein in Deiner Nähe, der die Sportarten anbietet, die für Dich interessant sind. Sieh Dir die Trainingszeiten an und vereinbare sofort einen Termin für ein Probetraining.

28. Bewegung zu Hause?

Sowohl Fitnessstudio als auch Verein sind nicht zwingend notwendig. Auch zu Hause lässt sich ein sinnvolles und auch effektives Bewegungsprogramm umsetzen. Dabei gibt es natürlich dieselben Optionen wie im Fitnessstudio.

1. Krafttraining mit dem eigenen Körpergewicht
2. Ausdauertraining mit Heimtrainern und ohne Equipment
3. Kombiniertes Kraft- und Ausdauertraining

1. Krafttraining mit dem eigenen Körpergewicht

Ein intensives Krafttraining muss nicht an Geräten oder mit Gewichten durchgeführt werden. Auch mit dem eigenen Körpergewicht ist es möglich effektiv zu trainieren und die gleichen Erfolge zu erzielen.

Übungen	System
Push-ups	3 x 10
Pull-ups (invertiert)	3 x 10
Air Squats	3 x 10
Lunge	3 x 10 (pro Seite)
Planks	3 x 60s (statisches Halten)

Bsp.: Push-ups – Insgesamt musst Du drei Sätze mit je 10 Wiederholungen pro Satz machen. Du machst also 10 Wiederholungen, pausierst anschließend für etwa 90s, danach folgen weitere 10 Wiederholungen und erneut 90s Pause, bis Du schließlich nochmals 10 Wiederholungen absolvierst.

- Push-ups

Push-ups sind klassische Liegestütze. Sie trainieren vor allem die Brust-/Schultermuskulatur und den Armstrecker. Durch die Körperspannung, werden zusätzlich noch Bein- und Coremuskulatur statisch beansprucht.

Positioniere die Hände auf Brusthöhe und etwas weiter als schulterbreit auf dem Boden. Achte darauf eine Ausganglage einzunehmen, in der Du den Körper komplett angespannt hast. Es müsste dadurch eine gerade Linie von Deinem Sprunggelenk bis in Deine Schultern entstehen. Diese Linie sollte während der gesamten Bewegung aufrechterhalten werden.

Das schaffst Du nur, wenn Du während der Push-ups auch den Corebereich und Deine Beine anspannst.

Dadurch wird der Push-up zu einer Ganzkörperübung, die nicht nur die Arme und Brust trainiert, sondern eben den gesamten Körper.

Die Endposition der Bewegung ist erreicht, wenn Du mit der Brust kurz vor dem Boden bist.

Falls ein normaler Push-up noch zu schwer für Dich ist, kannst Du ihn auf den Knien ausführen.

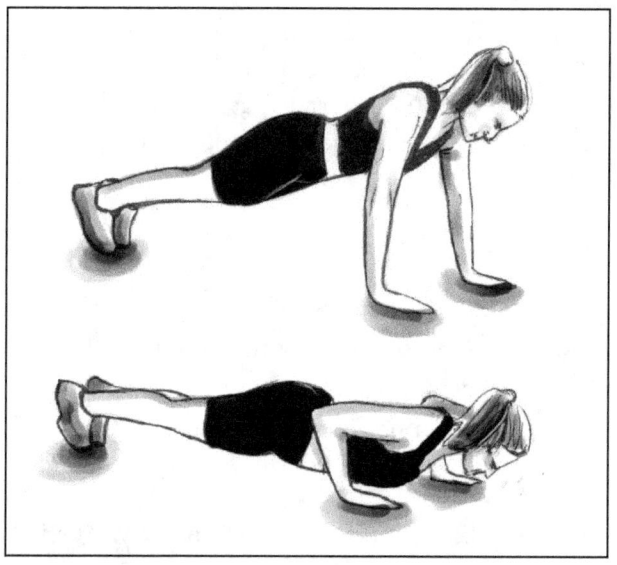

Abbildung 6 – Push-ups

- Pull-ups (invertiert)

Das invertierte Rudern, ist eine gute Vorübung, um den Pull-up zu lernen. Für diese Übung kannst Du Dir auch einen Tisch zur Hilfe nehmen, falls Du keine Stange in der Nähe hast.

In der Ausgangsposition spannst Du Deinen Körper an, so dass eine gerade Linie vom Sprunggelenk bis ins Schultergelenk verläuft. Achte darauf, dass auch Dein Becken in dieser Linie liegt.

Greife die Stange ungefähr schulterbreit auseinander und lass Deinen Körper bei leicht gebeugten Ellenbogen durchhängen. Nun hebst Du Dich nur mit der Kraft Deiner Arme nach oben zur Stange und versuchst durch Deine Körperspannung die Linie zu jedem Zeitpunkt der Bewegungsausführung zu halten. Lass Dich anschließend wieder kontrolliert in die Startposition absenken.

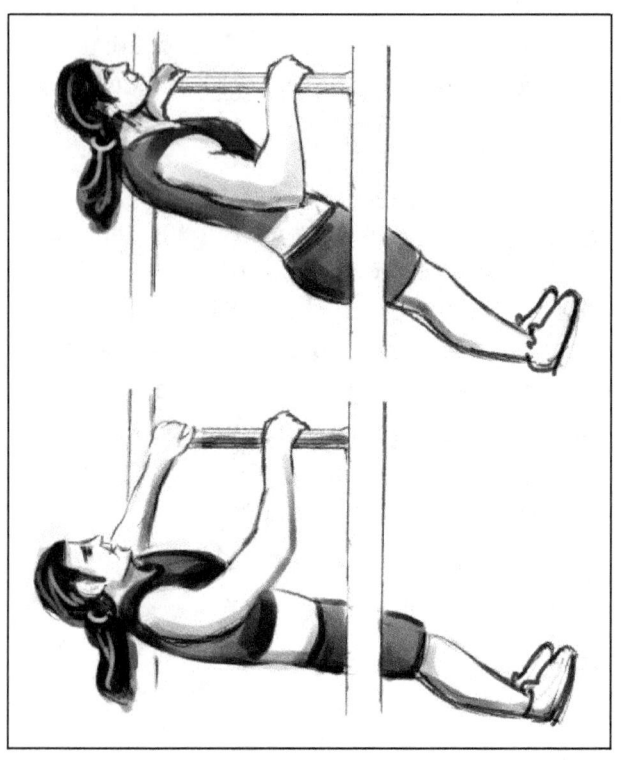

Abbildung 7 – Pull-ups (inverted)

- Air Squats

Air Squats oder Kniebeugen trainieren in erster Linie die Beinmuskulatur. Sowohl Vorder- und Rückseite als auch die Wadenmuskulatur werden hier angesprochen.

Um einen Air Squat sauber ausführen zu können, müssen die Füße etwa schulterbreit auseinander positioniert werden. In der Ausgangslage nimmt man eine aufrechte Position ein und beugt die Knie ein wenig, um das Kniegelenk zu entlasten. Anschließend senkt man das Gesäß, bei möglichst gerade ausgerichtetem Rücken, soweit ab, bis ein Winkel von ca. 90° im Kniegelenk entstanden ist.

Dabei ist darauf zu achten, dass die Fersen während der gesamten Bewegung den Kontakt zum Boden nicht verlieren und die Knie nie so weit nach vorne ragen, dass sie die Fußspitzen komplett überdecken. Wenn man also während der Bewegung auf seine Füße blickt, sollte man die Fußspitzen immer frei sehen können.

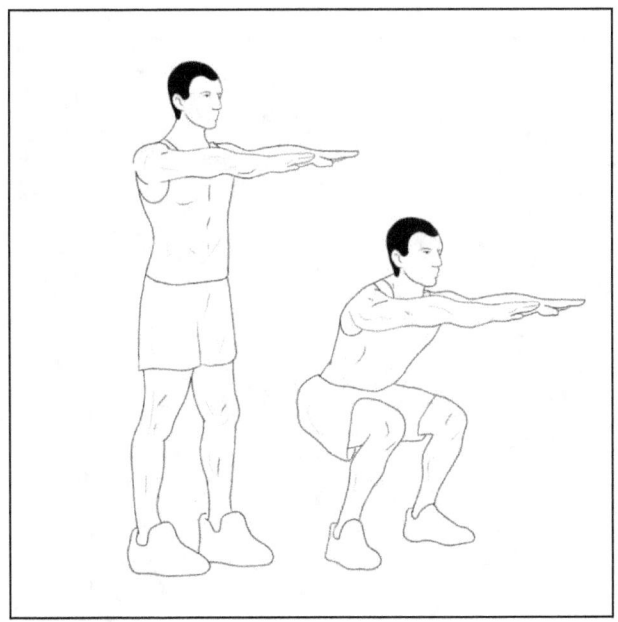

Abbildung 8 – Air Squats

- Lunge

Bei einem Lunge macht man einen Ausfallschritt nach vorne und beugt das vordere Knie soweit, bis das hintere fast den Boden berührt. Anschließend streckt man das vordere Bein wieder und löst den Ausfallschritt nach hinten auf. Darauf wiederholt man die Übung, indem man mit dem anderen Bein einen Ausfallschritt nach vorne macht.

Auch hierbei sollte darauf geachtet werden, dass man die Knie nie vollständig durchdrückt und dass sie nicht über die Fußspitzen hinausragen.

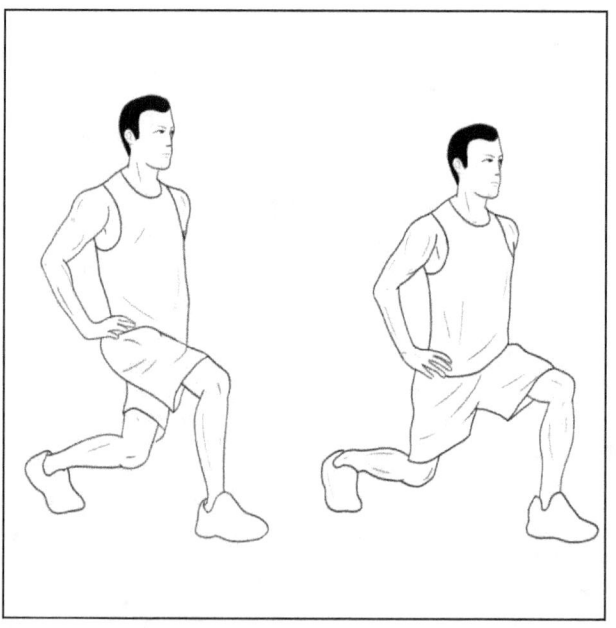

Abbildung 9 – Lunge

- Plank

(Beschreibung siehe: Training im Fitnessstudio – Kap. 27)

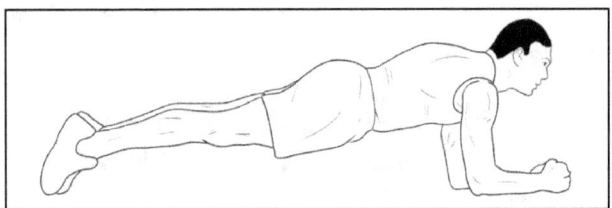

Abbildung 10 - Planks

2. Ausdauertraining mit Heimtrainern und ohne Equipment

Fast alle Geräte, die man im Fitnessstudio finden kann, gibt es inzwischen auch als Heimtrainer-Version. Es ist aber nicht notwendig, eines dieser Geräte zu erwerben, außer Du hast Spaß daran, solche Geräte zu benutzen. Der folgende Plan funktioniert in jedem Fall auch zu Hause.

WK	Belastung	Pause	Intervalle-Gesamtzeit
1	1 min	2 min	4 Intervalle (4x(1+2))=12 min
2	1 min	1 min	6 Intervalle (6x(1+1))=12 min
3	2 min	1 min	5 Intervalle (5x(2+1))=15 min
4	3 min	1 min	4 Intervalle (4x(3+1))=16 min
5	5 min	1 min	3 Intervalle (3x(5+1))=18 min
6	10 min	1 min	2 Intervalle (2x(10+1))=22 min

Daneben gibt es auch noch die Möglichkeit, komplett auf Geräte zu verzichten und auch das Ausdauertraining mit dem eigenen Körpergewicht zu trainieren. Geeignet sind dafür folgende Übungen:

- Jump Rope

Für diese Übung benötigt man ein Springseil, alternativ kann man sie aber auch ohne Seil machen und einfach auf der Stelle auf und ab springen.

Versuche beim Standard-Sprung, dem Double Jump, mit beiden Füßen auf und ab zu springen. Die Füße sind dabei geschlossen, die Knie immer leicht gebeugt und im Sprunggelenk stellt sich eine leicht federnde Bewegung ein.

Zu Beginn wird diese Übung noch etwas unrund aussehen, aber wenn Du sie häufiger wiederholst, wird sie von ganz alleine ökonomischer.

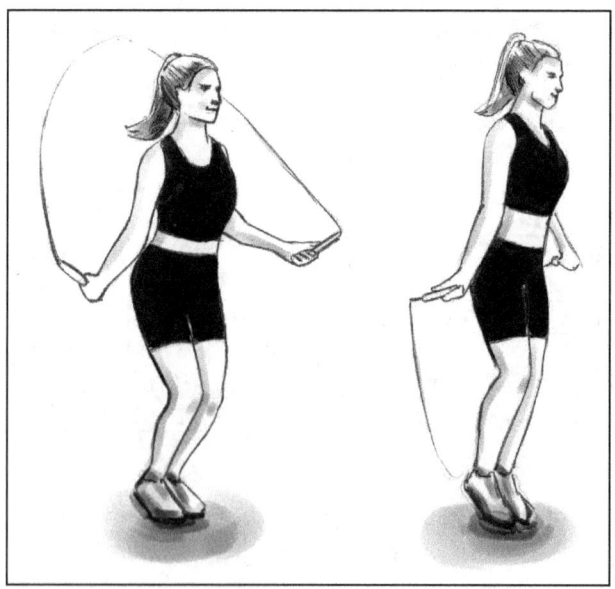

Abbildung 11 – Jump Rope

- Burpee

Der Burpee ist eine Ganzkörperübung die so komplex ist, dass sie sehr stark das Herz-Kreislauf-System fordert und dadurch als Ausdauerübung zu betrachten ist.

In der Ausgangsposition steht man aufrecht, bei schulterbreit auseinander positionierten Füßen und leicht gebeugten Knien. Nun senkt man sich, wie bei einem negativen Squat, in die Hocke ab. Sobald die Hände den Boden berühren können, springt man mit beiden Beinen nach hinten in die Plank Position. Sobald man dort angekommen ist, springt man mit beiden Beinen wieder nach vorne in die Hocke. Zuletzt führt man aus der Hocke noch einen Jump Squat aus und steht wieder aufrecht in der Ausgangsposition.

Bei der gesamten Bewegungsabfolge ist es wichtig die Körperspannung aktiv zu halten und vor allem beim Sprung in die Plank Position nicht mit dem Becken nach unten „einzubrechen".

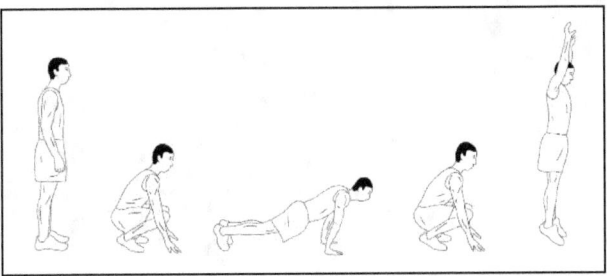

Abbildung 12 – Burpee

- Knee Arms Cross

Knee Arms Cross ist eine Übung, die auch vermehrt Deine Ausdauer trainiert. In der Ausgangsposition steht man aufrecht und hebt nun ein Knie in Richtung Bauchnabel und zieht gleichzeitig einen Arm nach unten, so dass sich Arm und Knie fast berühren. Wenn Du Dein linkes Knie nach oben ziehst, solltest Du zeitgleich Deinen rechten Arm hinunterziehen und umgekehrt.

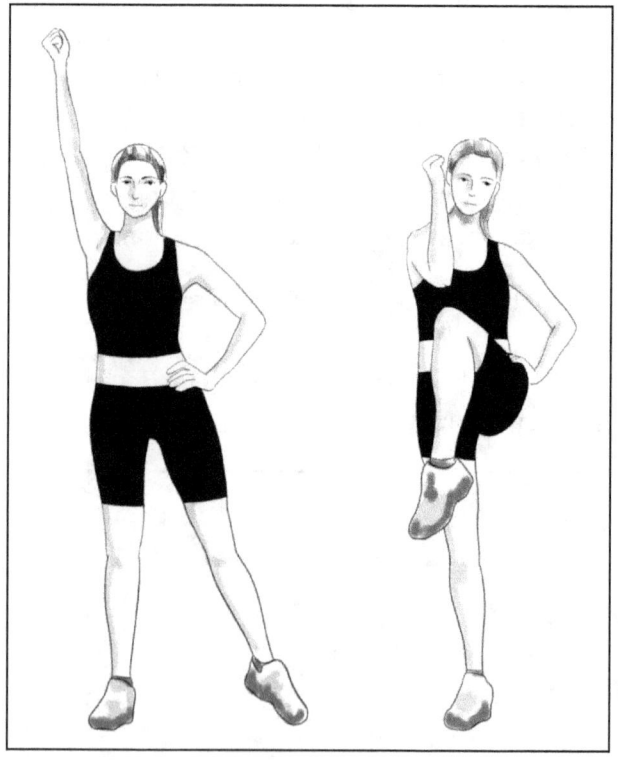

Abbildung 13 – Knee Arms Cross

- Jumping Jacks

Der Jumping Jack ist nichts anderes als ein „Hampelmann". Die Ausgangsposition ist dieselbe wie beim Burpee.

Aus dieser neutralen Position heraus springt man mit beiden Beinen zur jeweiligen Seite in einen Spreizstand und schlägt die Hände, simultan mit der Beinbewegung, über dem Kopf zusammen. Anschließend kehrt man durch einen weiteren Sprung wieder in die Ausgangsposition zurück.

Aufgrund der komplexen Bewegungsabfolge ist der Jumping Jack, ebenso wie der Burpee, eher als Ausdauerübung zu betrachten.

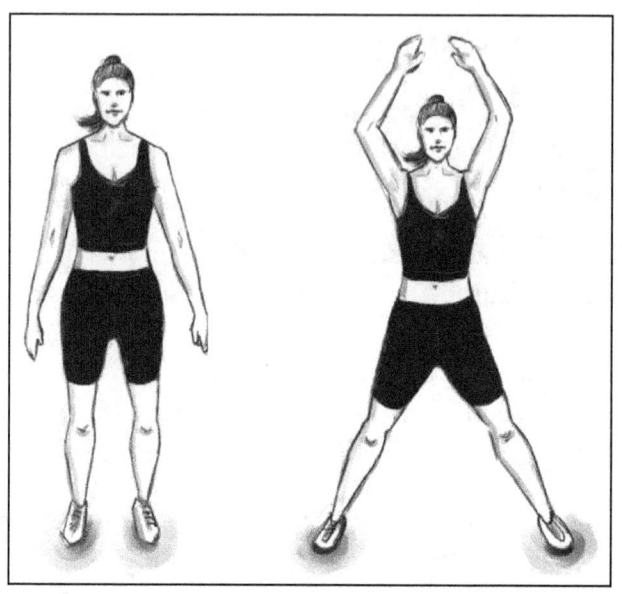

Abbildung 14 – Jumping Jacks

- Bench Jumps

Bench Jumps sind sehr ausdauerlastig, weshalb man auch sie als Ausdauerübung bezeichnen kann. Positioniere Deine Füße einfach neben einer Bank (oder einen Stuhl) und lege beide Hände auf die Kopfseite. Anschließend springst Du einfach mit beiden Beinen von einer Seite zur anderen.

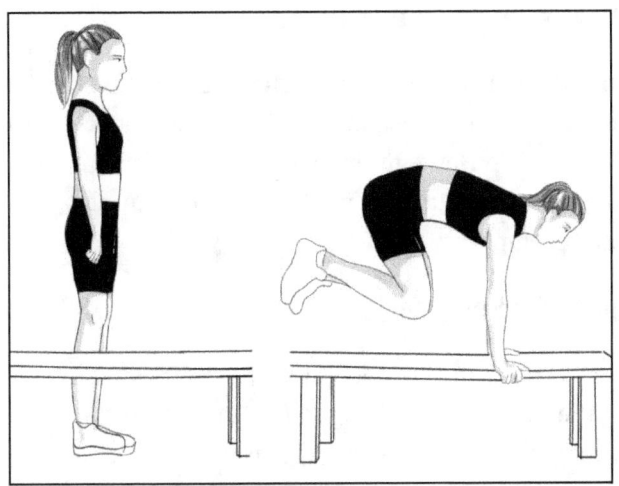

Abbildung 15 – Bench Jumps

3. Kombiniertes Kraft- und Ausdauertraining in Kursen

Du kannst natürlich Kraft- und Ausdauertraining auch zu Hause miteinander verbinden. Beide hier vorgestellten Pläne und die entsprechenden Übungen sind problemlos miteinander kombinierbar. Achte aber auch hier darauf, zuerst das Krafttraining und erst anschließend das Ausdauertraining durchzuführen.

Falls Du zu Hause trainieren möchtest, habe ich auf meiner Webseite ein E-Book mit einem 90-Tage-Trainingsplan zur Verfügung gestellt, welcher aus meiner langjährigen Tätigkeit als Personal Trainer entstanden ist. Das E-Book ist vollkommen kostenlos und kann hier heruntergeladen werden: http://fitstrongsexy.de/dein-kostenloses-e-book/

29. Bewegung draußen?

Im Prinzip gibt es nicht viele mögliche Ereignisse, die dazu führen können, dass man sich an einem speziellen Tag nicht an sein Bewegungsprogramm halten kann. Für jedes dieser Ereignisse solltest Du aber einen Alternativplan parat haben.

1. Möglichkeit: Keine Zeit

Wenn Du auf der Arbeit noch etwas erledigen musst, die Familie ruft oder der Wagen (natürlich auf dem Weg zum Fitnessstudio) streikt, dann ist es nicht immer möglich, 60 min am Stück zu trainieren. Überlege Dir deshalb jetzt ein kurzes maximal 15-minütiges Ersatzprogramm.

Wenn Du nicht joggen kannst, reichen ein paar kurze Sprintintervalle für 15 min aus. Wenn Du es nicht ins Fitnessstudio schaffst, genügen ein paar Bodyweight Übungen. Wenn Du es nicht zum Vereinstraining schaffst, sind Burpees und Jumping Jacks im Wohnzimmer eine gute Ausweichmöglichkeit.

Notiere Dir jetzt Dein alternatives Kurzprogramm.

2. Möglichkeit: Schönes Wetter

Im Sommer fällt das Training doppelt so schwer. Also warum es nicht einfach nach draußen verlegen? Statt auf dem Laufband zu schwitzen ist eine nette Runde im Park sinnvoll. Statt in der Halle macht Fußball auf dem Bolzplatz in der Sonne viel mehr Spaß.

Wie sieht Dein optimales Ersatzprogramm für einen warmen Sommertag aus?

3. Möglichkeit: Schlechtes Wetter

Auch zu schlechtes Wetter, zum Beispiel im Winter, kann den Bewegungsplan torpedieren. Statt Joggen auf Glatteis ist das Laufband im Fitnessstudio bei dem Wetter geeignet. Statt Rudern auf dem zugefrorenen See reichen Burpees im Wohnzimmer.

Welche Alternative hast Du fürs schlechte Wetter zur Hand?

4. Möglichkeit: Urlaub

Auch ein Urlaub kommt dem Abnehmplan in die Quere. Aber wenn man sich vorab darüber informiert, ob es im Hotel eine Trainingsmöglichkeit gibt, steht der Bewegung im Urlaub nichts im Wege. Auch eine Joggingrunde in neuer Umgebung kann viel Spaß bedeuten.

Zu welchem Alternativplan willst Du im Urlaub greifen?

30. Was ist besser: freie Gewichte, Maschinen oder Bodyweight Training?

Lies Dir Kapitel 30 nochmal durch und wähle das Trainingssystem aus, dessen Vorteile Dich ansprechen. Probiere es anschließend ein paar Wochen aus und wenn es Dir doch nicht gefällt, kannst Du immer noch Deine Wahl ändern.

31. Morgens oder abends bewegen

Auch Kapitel 31 solltest Du nochmals durchgehen und Dir anschließend Vor- und Nachteile durch den Kopf gehen lassen. Entscheide Dich anschließend für einen Tagesabschnitt, der Deinem Biorhythmus, Deinem Tagesablauf, Deinem Schlafverhalten und Deiner Ernährung entgegenkommt.

Auch hier ist Deine erste Entscheidung natürlich nicht in Stein gemeißelt und Du kannst sie jederzeit revidieren.

SCHRITT 5 – DRANBLEIBEN
32. Idealgewicht erreicht! Wie geht es weiter?

Mach Dir immer wieder klar, dass Du Dein Ziel nicht wie in der Werbung versprochen nach 30 Tagen erreichen wirst und danach nie wieder Aufwand betreiben musst. Alles in diesem Buch ist an langfristigen Prinzipien orientiert, da Du auch langfristig mit Deinem Körper umgehen musst.

Ernährung, Bewegung, Lifestyle, Abnehmen, all diese Dinge werden Dich ein Leben lang begleiten und können nicht im Schnellverfahren über den Haufen geworfen werden. Das Leben verändert sich ständig und Du mit ihm.

Aus diesem Grund solltest Du die Kapitel in diesem Buch von Zeit zu Zeit erneut durchgehen und sie an Deine neuen Lebenssituationen anpassen. Nur so wirst Du Dein Traumgewicht erreichen und auch dauerhaft halten können.

ABSCHLUSS

Alles, was in diesem Buch steht, funktioniert aufgrund von logischen Zusammenhängen. Es gibt keine Wunderpille, keine Superernährung, kein einfacheres Trainingsprogramm und schon gar kein Produkt, das Dir die Arbeit abnehmen wird. Mach Dich frei von diesen Ideen und benutze einfach nur Deinen Verstand und Deine Logik, um Dein Ziel zu erreichen.

Eine gesunde Ernährung, ein angemessenes Bewegungsangebot und ganzheitliche Veränderungen Deines Lifestyles werden Dich mittel- bis langfristig zum Ziel führen.

Die Übungen in diesem Buch helfen Dir dabei, aber auch nicht mehr. Der entscheidende Faktor beim Abnehmen bist letztlich immer Du. Zwar kann Dir dieses Buch die Augen öffnen und den effektivsten und logischsten Weg zum Ziel zeigen, aber den Weg musst Du am Ende selber gehen.

Dabei wünsche ich Dir aus tiefstem Herzen viel Erfolg und Spaß – Michael Brauer von Fit Strong Sexy.de

P.s.: Ich interessiere mich sehr für Deine Meinung zu diesem Buch und würde mich freuen, wenn Du eine Bewertung auf Amazon hinterlassen würdest.

ANHANG

WEITERE BÜCHER VON MICHAEL BRAUER

Cross Training Series

Die Cross Training Series umfasst mehrere Bücher, die alle der gleichen Struktur und dem gleichen Prinzip folgen. Dabei unterscheiden sie sich jedoch inhaltlich und bieten für unterschiedliche Zielgruppen den richtigen Trainingsplan.

1. „Beginner Cross Training"

In Beginner Cross Training geht es um den Einstieg ins Cross Training. Die Workouts sind so ausgelegt, dass man als absoluter Anfänger mit dem Training beginnen kann. Alle Übungen werden Schritt für Schritt erklärt und die Workouts führen Dich Stück für Stück zu den Benchmark-WOD'S.

2. „Bodyweight Cross Training"

In Bodyweight Cross Training geht es um das Training mit dem eigenen Körpergewicht. Der 365-Tage-Trainingsplan nutzt nur Bodyweight Übungen, die praktisch überall gemacht werden können. Als Equipment benötigt man lediglich ein Jump Rope (Speed Rope). Auch Bodyweight Cross Training beginnt praktisch bei null und ist damit perfekt für Anfänger geeignet.

3. „Advanced Cross Training"

Advanced Cross Training geht den nächsten Schritt. Nachdem man Beginner Cross Training geschafft hat, kann man mit diesem fortgeschrittenen Workouts einsteigen. Ein neuer 365-Tage- Trainingsplan zeigt intensivere Übungen und führt zu den sogenannten Hero-WOD'S.

4. „Kettlebell Cross Training"

Kettlebell Cross Training gibt Dir eine Einführung in das Training mit Kettlebell-Übungen. Viele der fortgeschrittenen WOD'S nutzen Kettlebell-Übungen, da sie viele Vorteile mit sich bringen. Mit einem neuen 365-Tage-Trainingsplan lernst Du die Basics kennen und erhältst eine weitere Herausforderung für Dein Training.

5. „Women Cross Training"

Women Cross Training ist speziell für Frauen kreiert worden. Meist zögern Frauen damit, ein intensives Krafttraining zu beginnen, weil sie befürchten, zu viel Muskelmasse aufzubauen. Warum diese Sorge unbegründet ist, zeige ich in diesem Buch und präsentiere darüber hinaus einen neuen 365-Tage-Trainingsplan speziell auf die Bedürfnisse von Frauen zugeschnitten.